Renée Isermann

Yoga 4 Face

Tipps und Übungen rund um die Schönheit und ein strahlend schönes Gesicht

Schirner Verlag

Die Ratschläge in diesem Buch sind sorgfältig erwogen und geprüft. Sie bieten jedoch keinen Ersatz für kompetenten medizinischen Rat. Alle Angaben in diesem Buch erfolgen daher ohne Gewährleistung oder Garantie seitens der Autorin oder des Verlages. Eine Haftung der Autorin bzw. des Verlages und seiner Beauftragten für Personen-, Sach- und Vermögensschäden ist ausgeschlossen.

Dieses Buch enthält Verweise zu Webseiten, auf deren Inhalte der Verlag keinen Einfluss hat. Für diese Inhalte wird seitens des Verlages keine Gewähr übernommen. Für die Inhalte der verlinkten Seiten ist stets der jeweilige Anbieter oder Betreiber der Seiten verantwortlich.

ISBN 978-3-8434-1364-0

Renée Isermann:
Yoga 4 Face
Tipps und Übungen rund um die Schönheit und ein strahlend schönes Gesicht

Umschlag: Simone Fleck, Schirner, unter Verwendung eines Bildes von © Jacqueline Korber sowie # 87565099 (© Jana Guothova), www.shutterstock.com
Layout: Simone Fleck, Schirner
Lektorat: Alina Machka, Schirner
Printed by: Ren Medien GmbH, Germany

www.schirner.com

2. Auflage Juni 2019

Widmung

Dieses Buch widme ich meinen zwei Großmüttern
Hermine Isermann und Irene Saric –
zwei Frauen, die unterschiedlicher nicht sein
konnten und von denen ich so viel lernen durfte.

Vieles von ihrem Vermächtnis ist mir erst
in den letzten Jahren klar geworden und berührt
mich immer wieder zutiefst.

Ich danke euch von Herzen
Eure Renée

Inhalt

Yoga 4 Face ÜBUNGEN

Vorwort von Fumiko Takatsu

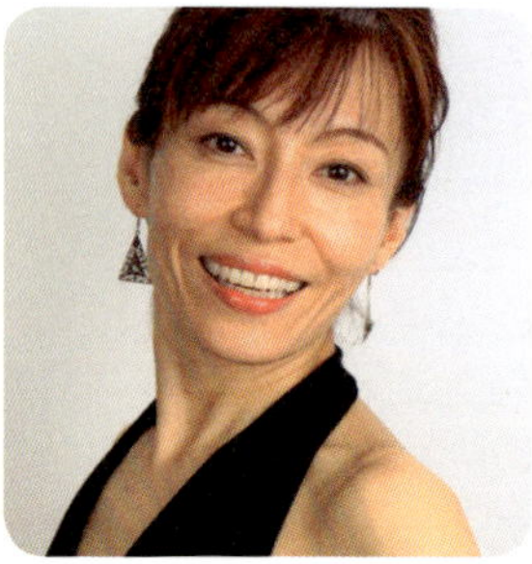

Aufgeschlossen, fröhlich, neugierig, fürsorglich, ausgeglichen und eine natürliche Schönheit – das ist Renée, wie ich sie kenne.

Renée hat bei mir 2017 die Ausbildung zur zertifizierten Face-Yoga-Trainerin absolviert. Während dieser viermonatigen Ausbildung habe ich ihre großartige Persönlichkeit kennenlernen dürfen. Sie hat während der gesamten Zeit ihre Mitschüler immer optimistisch und liebevoll unterstützt. Ihre positive Grundeinstellung, das Beste in den Dingen und Menschen zu sehen, hat mich sehr beeindruckt. Auch beeindruckte mich ihre Leidenschaft und Liebe für das, was sie liebt: ätherische Öle, Face Yoga, das Gleichgewicht im Leben zu finden und die Natur zu genießen. Sie hat Charisma, ist verantwortungsbewusst und hat ein gutes Herz.

Als ich sie persönlich für die Abschlusszertifizierung des Kurses traf, erwähnte ich, dass sie den Demo-Kurs auch auf Englisch halten könne. Ohne zu zögern stellte sie sich der Herausforderung, obwohl Englisch nicht ihre Muttersprache ist. Und sie hat es großartig gemacht! Dies zeigte mir, dass sie eine wirklich engagierte Person ist, was auch immer sie tut. Sie gibt nicht so schnell auf, bis sie ihr Ziel erreicht und fühlt sich voll und ganz ihrem Leben und ihrer Arbeit verpflichtet. Ihr Buch wird den Lesern viele Informationen über Face Yoga und ätherische Öle geben.

Genießen Sie die Informationen, spüren Sie die Liebe, Leidenschaft und Sorgfalt, die Renée in diesem Buch teilt.

Alles Liebe, Fumiko Takatsu
Begründerin der Face-Yoga-Methode

Meine Geschichte

Um dir ein Gefühl von mir zu geben, davon, wer ich bin, wie mein Weg bis hierhin verlaufen ist und was mir im Leben wichtig ist, möchte ich zuallererst mein Lebensmotto mit dir teilen:

Es ist egal, was in deinem Leben gerade stattfindet. Es geht immer um deine Entscheidung, darum, wie du für dich sorgst und was du aus deinem Leben machst. Du bist Chef – kein anderer! Du willst etwas anderes im Spiegel sehen? Dann mache am besten eine 180-Grad-Drehung, und tu etwas anderes!

Doch warum gerade dieses Motto? Ich erinnere mich noch genau an das Gefühl, das ich hatte, als ich eines schönen Sommermorgens in den Spiegel schaute: Ich war geschockt. Was war passiert? Wo war das Strahlen in meinem Gesicht hin? Wie sah meine Haut aus?

Mir kam die Aussage einer Frau in den Sinn, die immer davon gesprochen hatte, sich niemals einer Schönheits-OP unterziehen zu wollen. Ein paar Jahre später sah ich diese Frau wieder. Ihr Gesicht war auf einmal faltenfrei und wie glatt gebügelt. Und es war klar, dies konnte nicht mit rechten Dingen zugegangen sein. Ich habe sie nicht weiter drauf angesprochen, weil jede ja tun und lassen kann, was sie möchte und ihr guttut. Doch die Frage, was passiert war, warum sie ihre Einstellung geändert hatte, bewegte mich tief. Wenn jemand seine Meinung so radikal ändert, dann muss etwas Einschneidendes vorgefallen sein.

An diesem besagten Sommermorgen, als ich in den Spiegel schaute, dämmerte es mir: Es war exakt zwei Jahre her, dass ich beschlossen hatte, mein Leben neu zu starten.

Doch was war stattdessen bei mir passiert? Nun, mein Traum von der eigenen Familie war zerplatzt. Meine Beziehung war zerbrochen. Ich habe insgesamt drei Kinder verloren. Viele der Träume, die ich bis dahin hatte, waren buchstäblich vor meinen Augen zerplatzt. Obwohl ich alles gegeben und mich immer angestrengt hatte. Alles getan hatte, was von mir erwartet wurde. Als ehemalige Leistungssportlerin war ich es gewohnt, immer wieder aufzustehen und die Ärmel hochzukrempeln.

An jenem Morgen wurde mir klar, dass ich sehr wohl diszipliniert war, sowohl was den sogenannten Körper betraf als auch was meine Pflichten anging. Doch mein Gesicht hatte sich selbstständig gemacht. Zu oft mussten mir in den letzten Jahren die Gesichtszüge entglitten sein. Im wahrsten Sinne des Wortes! Alle meine Gefühle und meine Emotionen hatten sich ihren eigenen, unschönen Ausdruck gesucht. Soweit ich sehen konnte, hatten sich alle Dramen dieser Welt in meinem Gesicht abgezeichnet.

Hier ein paar Beispiele für dich. Vielleicht kommt dir etwas davon bekannt vor: Meine unermessliche Wut über mein vermeintliches Versagen. Ich hatte alles auf eine Karte gesetzt, dabei hatten mich doch alle gewarnt. Mein Chef, meine Eltern und die Schlauberger, die es sonst noch gibt ...

Ich hatte (2010) meine Karriere bei einem großen Versicherungskonzern an den Nagel gehängt. Dort hatte ich gutes Geld verdient, ein schönes Leben gehabt. Ich kündigte einen Job, der mir viel Unabhängigkeit ermöglicht hatte, ein geordnetes Leben, wie es im Buche steht, ein braves Leben.

Nun wollte ich mehr vom Leben. Mehr Freiheit, den Traum von der großen Liebe verwirklichen, endlich meine Talente entdecken, leben und in die Welt hinausgehen. Mich erfahren und diese Erfahrungen meinen Kindern vorleben, sie an sie weitergeben, ihnen zeigen, dass es möglich ist, selbstverwirklicht zu leben.

In meiner Familie gab es drei Fälle von Selbstmord. Die haben sich definitiv alle nicht gelebt, dachte ich.

Da ich die Älteste der nachfolgenden Generation bin, meinte ich, dafür Verantwortung übernehmen zu müssen, indem ich Dinge anders tat und nicht einer von außen auferlegten Konformität genügen wollte.

Mein Umzug von Bremen in Deutschland an den Attersee in Österreich hatte einen großen Wandel in meinem Leben eingeläutet. Ich entging einem Burnout. Aber der Wandel war nur ein vorläufiger gewesen. Nach wie vor fühlte ich mich mit allen Implikationen, Sicherheit und so weiter, zu konventioneller Berufstätigkeit verpflichtet. Doch meine Seele hatte herausgewollt aus dem Konzept des Lebens, das meine Eltern und die Gesellschaft mir auferlegt hatten. Es dauerte dennoch fast vier Jahre und brauchte einen weiteren Umzug an den Wörthersee, um ganz aus dem alten Modell auszusteigen.

Dort, in Kärnten, lernte ich einen Mann kennen, von dem ich zutiefst überzeugt war, er sei der Mann fürs Leben. Gemeinsam würden wir den Weg bis ans Ende unserer Tage gehen. Er ermutigte mich, meine Karriere aufzugeben und meiner Leidenschaft für die Ganzheit von Körper, Geist und Seele zu folgen und mit ihm eine eigene Familie zu gründen.

Alles begann wie im Märchen – Hausbau, Heiratsantrag ... doch dann abgrundtiefe Verzweiflung. Zwei geplatzte Hochzeitstermine. Gefühle von Schuld, Scham und Schande. Ich hatte mich von einem Mann abhängig gemacht, der sich auf nichts festlegen wollte. Den ich gleich nach dem ersten geplatzten Termin hätte verlassen müssen. Der sich verschloss. Der mir das Gefühl gab, dass ich nicht in Ordnung sei, egal, was ich tat, egal, wie reflektiert ich mit mir selbst umging und wie sehr ich mir Mühe gab, ihn zu verstehen. Ein altes Gefühl, auf das ich konditioniert war: Ich genüge nicht, wie ich bin. Die zwei Kinder, die ich von ihm erwartete, schlossen sich dem an. Sie gingen. Sie zu verlieren, hat mich fast zerrissen.

Und es gab keinen Plan B. Dafür aber Unmassen an Zorn darüber, nicht gesehen und verstanden worden zu sein. Verbitterung. Hilflosigkeit. Überflutende Angst.

Nach dem zweiten abgesagten Hochzeitstermin brauchte ich zwei endlose Jahre, um zu erkennen, dass ich keine Chance hatte. Dann ging ich wirklich.

Raus aus der Region, die lange nur Schmerz bedeutet hatte, nach Bali zu meinem Mentor und Ausbilder Dr. Diethard Stelzl und seiner Frau Gerlinde, die mich aufnahmen und auffingen, bei denen ich Sicherheit, Geborgenheit und Fürsorge erfahren durfte, den Nährboden, um mein Leben in neue Bahnen zu lenken.

Ich kannte Aufbauarbeit, das Leben hatte mich geschult. Sie war noch nicht zu Ende. Jetzt los, Ärmel hochkrempeln, dachte ich. Nur mit dem Unterschied, dass dieses Mal kein Sicherheitsnetz dabei war. Ich war verantwortlich – und gefühlt das erste Mal so richtig, zu 100 %. Kein Arbeitgeber, keine Familie, kein Partner. Purer Überlebenskampf, würde ich heute sagen.

Jetzt, zehn Jahre nach meinem Weggang aus Deutschland, meiner Ankunft in Österreich sah ich es deutlich in meinem Gesicht. »Wenn dich das Leben zeichnet«, heißt es doch so schön im Volksmund. Ich erinnerte mich an die Zeiten, in denen ich mich schon einmal wie eine alte, mürrisch dreinschauende verbitterte Frau gefühlt hatte. Ein Foto gab mir dann den Kick, dass eine Entscheidung unausweichlich war. Etwas musste sich verändern, so konnte und durfte es nicht weitergehen. Mein Leben war doch noch nicht vorbei!

Im gleichen Moment entstand in mir ein tiefes Mitgefühl für alle ähnlich betroffenen Frauen und Männer. Ich hatte ja doch in vielen Jahren der Ausbildung gelernt, dass man seinen Körper in zwei Jahren komplett neu bauen kann, wenn man die richtigen Dinge tut. Also, was war jetzt zu tun, für mich selbst und für andere, um ihnen Mut zu machen?

Mein Pioniergeist war geweckt. Mit der Entscheidung, mir und meinem Gesicht mehr Aufmerksamkeit zu schenken, begann ein neuer Lebensabschnitt. Ich erlernte die Face-Yoga-Methode und fand einen ganz neuen Zugang zu mir und zu meinem Leben. All mein Wissen, alle Erfahrungen fingen an, Sinn zu ergeben. So oft hatte ich mich gefragt, wofür das alles gut gewesen sein sollte – all die zerplatzen Träume, die gescheiterten Beziehungen. Wofür der ganze Schmerz und die Tränen?

Heute weiß ich, dass ich ohne die Erfahrungen nicht die wäre, die ich bin. Ich hätte dieses ganze Wissen über die Zusammenhänge von Körper, Geist und Seele, mein Wissen, nicht.

Die wichtigen Dinge lernen wir nicht in der Schule, die lehrt uns das Leben selbst. Egal, was dir widerfährt: Das Leben ist und bleibt dein bester Lehrer.

Im Nachhinein weiß ich, dass alles seinen Sinn hatte und auch nicht anders hätte laufen können. Mein Leben ist perfekt – mit allem, was war! So doof sich das manchmal anfühlt: Dein Leben IST perfekt! Es ist vollkommen. Wenn ich heute eines weiß, dann dies: dass es immer ein Morgen gibt, dass der Weg des Lebens immer weitergeht und im tiefsten Tal der Tränen Gold liegt und dass es an dir liegt, es zu erkennen und dir zu holen.

Ich habe meinen Goldschatz gefunden und meinen Frieden mit der Vergangenheit geschlossen. Jetzt ist mein Fokus darauf gerichtet, jeden Tag zum schönsten meines Lebens zu machen. Und ja, mich jeden Tag aufs Neue für mich zu entscheiden und mir selbst die Wertschätzung zu geben, die ich brauche. Und ja, natürlich sind da immer wieder Tage, die mich fordern, neu herausfordern. Es sind die kleinen Aspekte, die Veränderung einleiten. Wenn ich mich bewusst für sie entscheide, geben sie mir neuen Schwung. Rituale helfen dabei. Sie bauen neue Gehirnstrukturen auf.

Ich weiß, dass jeder Tag, an dem ich mich bewusst für mich entscheide, mein Leben wahrhaftig macht. Meine Seele fängt an zu singen, und mein Herz ist erfüllt.

Ich bin zutiefst davon überzeugt, dass dieser Planet mit jedem echten strahlenden Gesicht schöner wird. Egal, wie alt du jetzt bist: Mache mit! Nutze jeden Tag, und mache ihn zu deinem schönsten! Erkenne, dass du es wert bist, dein schönstes Lächeln in die Welt hinauszutragen.

Mein größtes Geschenk ist ...
... wenn du aus diesem Buch etwas für dich mit in deinen Alltag nimmst.

Viel Freude beim Ausprobieren und Tun!

Deine Renée

Was ist Yoga 4 Face?

Ich habe dieses Buch für alle geschrieben, die neue Dinge ausprobieren möchten, die danach streben, ohne OP in Schönheit zu altern – und ihr Lächeln wiederzufinden.

Im Yoga geht es um unsere Selbstverwirklichung, um das Erkennen unserer Einzigartigkeit. Das Wort leitet sich von dem Sanskritwort »Yuj« ab und bedeutet »anbinden« oder auch »verbinden«. Es ist eine Methode, Körper, Geist, Seele und Atem zu vereinen. In der *Yoga4Face*-Methode habe ich mein theoretisches Wissen der letzten 30 Jahre in die Praxis umgesetzt.

»Yoga4Face« – die Methode:
4 Schritte, um dich mit deiner Einzigartigkeit zu verbinden

1. Gesichtsmuskeltraining
2. Innere Neuausrichtung
3. Ätherische-Öle-Reprogrammierung
4. Gezielte Atmung

1. Gesichtsmuskeltraining:
Erster Schritt der *Yoga4Face*-Methode ist die gezielte Aktivierung und Entspannung der Gesichts- und Halsmuskulatur ohne oder mithilfe der Hände. Dadurch wird ein neues Bewusstsein für sich, sein Gesicht, seine Gewohnheiten und seine Kommunikation entwickelt. Jede Form von Emotionen wird über die Jahre klarer und sichtbarer im Gesicht. Der Volksmund sagt, dass man vom Leben gezeichnet wird. Das *Yoga4Face*-Gesichtsmuskeltraining radiert diese Zeichen wieder aus.

2. Innere Neuausrichtung:

Im zweiten Schritt aktiviert die innere Neuausrichtung neue Gedankenstrukturen, um den Selbstwert zu steigern. Dabei wird das neugewonnene Bewusstsein körperlich verankert, indem man den Spiegel nach innen richtet. Veraltete Verstrickungen (in der Epigenetik auch »Fremdmethylierung« genannt) werden in diesem Schritt durch Mentaltraining und die alte hawaiianische HUNA-Lehre (nach Dr. Diethard Stelzl) aufgelöst.

3. Ätherische-Öle-Reprogrammierung:

Zur Unterstützung der inneren Ausrichtung und des neuen Erscheinungsbildes nutzt die *Yoga4Face*-Methode auch uraltes Wissen über die natürlichen Heilwirkungen der ätherischen Öle aus der französischen Aromatheraphielehre. Die *Yoga4Face*-Methode gibt die Anleitung, wie eine komplette Reprogrammierung auf allen Ebenen durch die gezielte Anwendung verschiedener therapeutischer Essenzen stattfinden kann.

4. Gezielte Atmung:

Ein weiterer Baustein der *Yoga4Face*-Methode ist das bewusste Atmen. Der emotionale und geistige Zustand wird durch das Pranayama (Yogische Atmung) ins Gleichgewicht gebracht. Die gezielte Atmung ermöglicht einen achtsameren und wertschätzenden Umgang mit sich. Die *Yoga4Face*-Atemübungen lehren, wie man sich selbst zentrieren und mit neuer Energie versorgen und auffüllen kann.

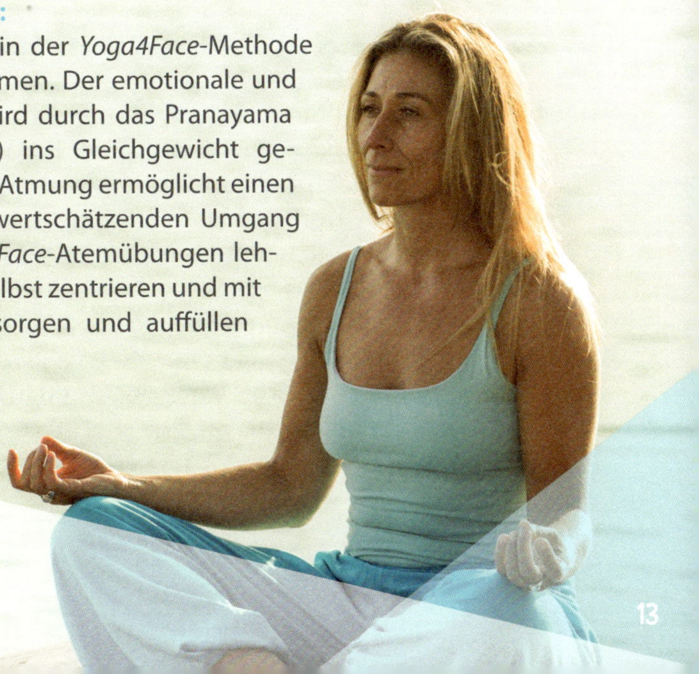

Das Geschenk für deinen Körper

»Die Menschen, welche im täglichen Leben sich keine Zeit für ihre Gesundheit nehmen, werden eines Tages viel Zeit mit Krankheit verbringen.«
Sebastian Kneipp

Selbstbestimmt alt werden, bedeutet, dass wir unsere Muskeln bewegen, denn alles, was wir nicht benutzen, verkümmert und steht uns über kurz oder lang nicht mehr zur Verfügung. Unser Körper hat ein Anrecht auf Bewegung, wir sollten ihn hegen und pflegen, damit wir lange Freude mit ihm haben. Meine Oma Hermine hat mir vorgelebt, wie wichtig es ist, sich fit zu halten. Das Sprichwort »Wer rastet, der rostet!« kann ich mittlerweile absolut unterschreiben. Es ist deine Entscheidung. Jede Form von Ausrede kommt wie ein Bumerang zu dir zurück. Genauso verhält es sich mit jeglicher Form von Chemie, die wir unserem Körper zuführen.

Das Geschenk für deinen Geist

»Der Geist erbaut den Körper.«
Joseph H. Pilates

Wir sind der Mensch, mit dem wir am meisten kommunizieren. Unser Körper hört uns die ganze Zeit zu. Also ist es entscheidend, was in unserem Kopf so vor sich geht. Hört dein Körper von dir ununterbrochen, dass du hässlich, zu dick, zu blöd, zu dies oder zu das bist, wird er das in irgendeiner Art und Weise sichtbar machen. Wenn du dich bewusst dafür entscheidest, eine achtsame Kommunikation mit dir zu führen, wird sich in deinem Leben Grundlegendes ändern. Denn sprichst du liebevoll und aus dem Herzen mit dir, wird sich diese Liebe und Wertschätzung in deinem ganzen Leben zeigen.

Das Geschenk für deine Seele

In dem Moment, in dem wir achtsam mit uns umgehen, erfahren wir einen neuen Zugang zu uns selbst. Wir werden empfindsamer und können unsere inneren Impulse besser wahrnehmen. Erst wenn du deinem inneren Sein Raum zur Entfaltung gibst, wird es sich dir in seiner ganzen Schönheit öffnen.

»Es ist unglaublich, wie viel Kraft die Seele dem Körper zu leihen vermag.«

Wilhelm von Humboldt

Das Geschenk deiner Einzigartigkeit

Du bist einzigartig – niemand ist wie du. Also entdecke deinen Schatz in dir, und bringe ihn mit deinem schönsten Lächeln in die Welt hinaus. Weil du es wert bist!

Wenn du morgens im Spiegel dein schönstes Lächeln entdeckst und es der ganzen Welt schenkst, wird sie schöner – weil es dich gibt!

»Das Glück besteht darin, zu leben wie alle Welt und doch wie kein anderer zu sein.«

Simone de Beauvoir

Mit *Yoga4Face* erhältst du einen Blumenstrauß an Inspirationen für den täglichen Umgang mit deinem Gesicht. Hier gibt es kein Rezept, das du nur einmal anwendest. Es geht um ein neues Selbstverständnis, das du dauerhaft in deinen Alltag integrierst. Dann geschieht Magie in deinem Gesicht, egal, wie du jetzt aussiehst.

Dos & Don‘ts zum Thema »Schönheit«

Faktoren, die den Alterungsprozess beschleunigen

Oft werden die Spuren des Alters an unserer Haut erst mit 30 oder 40 Jahren sichtbar. Begonnen hat der Alterungsprozess aber schon viel früher. Auslöser ist eine verminderte Collagenproduktion. Dies bewirkt, dass sich unsere Haut mit der Zeit nicht mehr alle 28 Tage, sondern nur noch alle 40 bis 50 Tage erneuert. So verheilt eine Hautverletzung von einem Baby innerhalb kürzester Zeit, während es bei einem Erwachsenen doppelt so lange dauert. Es gibt aber noch andere Faktoren, die bei der Hautalterung eine Rolle spielen – und wie groß deren Einfluss ist, liegt allein in unseren Händen.

Sonne

So sehr wir die Sonne für unsere Seele brauchen, so ist ein achtsamer Umgang mit ihr sehr wichtig. Nutze verschiedene Formen des natürlichen Sonnenschutzes wie Sonnenhüte, -brillen, -schals oder -tücher und natürliche Sonnencremes. Meide die Mittagssonne, und genieße stattdessen die Morgen- und Abendsonne. Strahlt die Sonne täglich zwischen 7 und 9 Uhr 10 Minuten lang auf deine Stirn, hat dies eine besonders positive Wirkung auf deinen ganzen Körper und deine Psyche. Das Stirnchakra steuert unser Gehirn mit all seinen Drüsen.

Nahrungsmittel

Betrachte deine Nahrung als Medizin. Alles, was wir konsumieren, hat eine Wirkung auf uns. Die beste Nahrung für unseren Körper sind unverarbeitete Lebensmittel, die frei von chemischen Zusätzen sind. Farbenfrohes Gemüse und Obst bringen deine Zellen zum Leuchten und Strahlen. »Du bist, was du isst« – also erwecke den Regenbogen in dir!

Chemische Produkte

Sie haben oft Einzug in unser Leben gehalten, ohne dass wir sie hinterfragt haben – schließlich wurde uns die Verwendung von chemischen Produkten meist früh vorgelebt. Jede Art chemischer Produkte wirkt sich aber negativ auf unseren Körper aus. Wir verlieren unsere natürlichen Instinkte, und viele Allergien und gesundheitlichen Probleme haben hier ihren Ursprung. Alles, was du deinem Körper von außen zuführst, solltest du auch essen wollen. Prüfe daher gut, womit dein Körper täglich in Kontakt kommt.

Kaffee, Zucker & Alkohol

Wer seinen Körper liebt, braucht das nicht. Bei regelmäßigem Konsum schädigen Kaffee, Zucker und Alkohol massiv unseren Körper. Ich habe selbst lange Zeit nicht die Finger davon lassen können – schließlich ist es in unserer Gesellschaft normal und anerkannt. Erst als ich verstanden habe, dass es nur eine Gewohnheit ist, die negative Konsequenzen für mich hat, konnte ich mich bewusst und selbstbestimmt dagegen entscheiden.

Probiere es selbst aus, und verzichte 30 Tage lang auf Kaffee, Zucker und Alkohol. Du wirst überrascht sein, welche positiven ganzheitlichen Auswirkungen dies bereits auf dich haben wird. Erst dann hast du die Möglichkeit, bewusst eine Entscheidung zu treffen, ob dir Kaffee, Zucker und Alkohol wirklich guttun oder ob dein Konsum nur eine schlechte Gewohnheit war. Also, bist du es dir wert, es auszuprobieren?

Zigaretten

Mit jeder Zigarette ziehen wir Stoffe in unseren Körper, die auch in Rattengift zu finden sind. Das Ergebnis der Nikotinsucht ist die berühmte Lederhaut. Meine beiden Großmütter haben mir demonstriert, dass diese kein Mythos ist. Hermine war meine »Gesundheits-Omi«, sie war sehr diszipliniert, Irene hingegen war das komplette Gegenteil. Die Haut von den beiden hätte unterschiedlicher nicht sein können. Ich selbst habe damals zwei Schachteln am Tag geraucht. Mein erster Freund hielt mir immer wieder eine Kippe vor den Mund, bis ich es probiert habe – jugendlicher Wahnsinn. Ich kann mich noch erinnern, wie schlecht mir geworden ist, da sich mein Körper noch nicht an die Zigaretten gewöhnt hatte. Also solltest du noch rauchen, erinnere dich an deine erste Zigarette.

Stress

Jeder kennt wohl Phasen, die geprägt sind von Stress – intern, extern und hausgemacht. Nimm dir 3-mal täglich bewusst 5 Minuten Zeit der Stille für dich. In dieser Zeit geht es bewusst darum, in den Kontakt mit dir zu treten, nichts zu wollen, außer zu atmen und dich zu spüren.

Hormone

Sie steuern unser ganzes Leben. Freude, Liebe, Lust, Leidenschaft, Trauer, Ängste … – bei sämtlichen Emotionen spielen sie eine Rolle. Unser Körper ist so intelligent, dass er erkennt, wo unsere Mundwinkel sind. Lächelst du, sind deine Mundwinkel oben, und du produzierst schöne Hormone, die gute Laune machen. Hängen deine Mundwinkel herunter, geht die Gefühlsspirale nach unten.

Probiere gleich einmal aus, wie es sich jeweils anfühlt, 5 Minuten lang zu lächeln und dann 5 Minuten lang eine Schnute zu ziehen. Du hast es bestimmt gespürt – dein Lächeln ist für dein Wohlbefinden und deine Gesundheit enorm wichtig!

Negative Glaubenssätze

Ein Glaubenssatz ist eine Annahme, die uns ein Gefühl von Sicherheit gibt, eine Lebensregel, die wir für wahr halten. Sie ist Interpretation und Verallgemeinerung aus früheren Erfahrungen sowie individuellen Theorien, warum etwas so und nicht anders ist. Glaubenssätze stellen die Grundlage unseres alltäglichen Handelns und den Einsatz unserer Fähigkeiten dar. So stehen sie hinter allem, »was wir schon immer so getan haben.«

Glaubenssätze beeinflussen unsere Wahrnehmung und unser Denken bzw. was wir uns erlauben zu denken und wahrzunehmen und was wir für möglich halten. Das Konzept von R. A. Wilson beschreibt zwei Instanzen im

menschlichen Bewusstsein, den Denker und den Beweiser, im Klartext: »Was der Denker denkt, beweist der Beweiser.«
Das Schöne ist, wir können sie jederzeit positiv für unsere Ziele einsetzten. Prüfe daher immer wieder neu, ob etwas wirklich richtig für dich ist oder einfach nur schon immer so war. Gerade unseren Gewohnheiten in Bezug auf Denkmuster und Verhaltensweisen, durch deren tägliche Wiederholung wir unsere Falten selbst kreieren, können unseren Alterungsprozess verlangsamen oder beschleunigen.

Hier ein paar Inspirationen, auf was du achten solltest:

- Wie schaust du auf dein Handy? Senkst du deinen Kopf weit ab, dann kreierst du so ein Doppelkinn.
- Wie schläfst du? Liegst du nur auf einer Seite, dann wird diese Seite verstärkt zusammengedrückt.
- Welche Bewegungsmuster wiederholst du häufig? Runzelst du z. B. oft deine Stirn, dann kreierst du hier verstärkt Falten.
- Trinkst du direkt nach dem Aufstehen den ersten Kaffee und rauchst deine Morgenzigarette? …

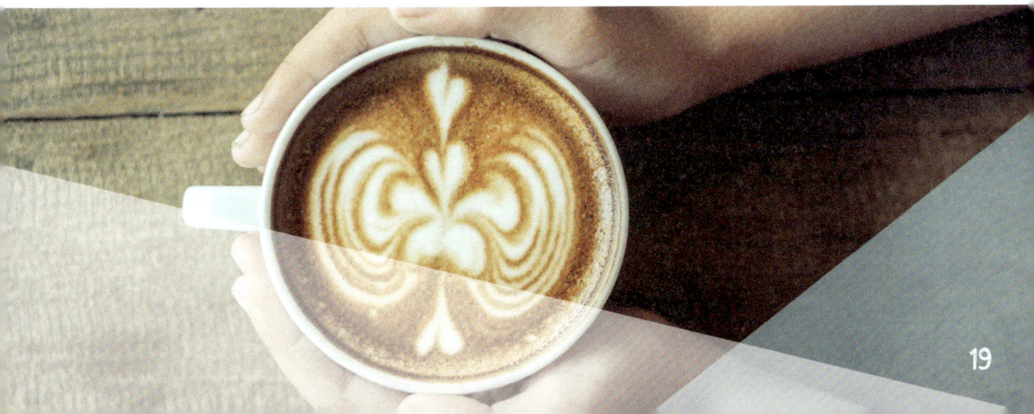

Schlaf

Das wichtigste Schönheitsritual ist der Schönheitsschlaf. Im Zentrum stehen dabei wieder die Hormone. In der Nacht schaltet der Körper in einen Reparatur-Modus, in dem die Schäden des Tages behoben werden. Das sogenannte Somatotropin bzw. Somatropin räumt im Körper auf – alte Zellen werden abgestoßen, und das Wachstum neuer Zellen wird angeregt.

Achte darauf, dass du in einem abgedunkelten Raum schläfst, damit deine Zirbeldrüse ihre Arbeit machen kann. Eine Schlafdauer von 7 bis 9 Stunden ist optimal, wobei die Zeit vor Mitternacht die wertvollste Zeit für die Regeneration darstellt. Wenn du die Organ-Uhr beachten möchtest, gehe am besten um 22.30 oder 0.30 Uhr ins Bett (30 Minuten Einschlafzeit mit eingerechnet).*

Das Ergebnis eines gesunden Schönheitsschlafs sind eine bessere Durchblutung, wodurch mehr Sauerstoff in die Zellen gelangt, ein rosiger Teint und weniger Falten. Zudem nehmen wir im Schlaf sogar ab, die Stresshormone Cortisol und Adrenalin werden abgebaut und Giftstoffe abtransportiert. Und nicht zu vergessen, eine erholsame Nacht verschönert dir den nächsten Morgen und lässt dich strahlen.

Stress adé – von Kopf bis Fuß

Die Haut ist unser größtes Organ und umhüllt unseren gesamten Körper. Lösen wir die Verspannungen unseres Körpers, ist der Effekt der Entspannung auch in unserem Gesicht erkennbar.

So geht's

Stelle dich aufrecht hin, deine Füße stehen parallel, deine Schultern liegen unten. Schiebe deinen Kopf nach oben, oder stelle dir vor, du würdest von einem Faden nach oben gezogen werden, um dich ganz aufzurichten.

* Weitere Informationen zur Organuhr findest du in *Die Organuhr – leicht erklärt* von Lothar Ursinus, erschienen im Schirner Verlag.

Augen rollen: Richte deinen Blick zur Decke. Wandere mit deinen Augen nach rechts, und bewege sie weiter im Uhrzeigersinn, bis sich dein Blick wieder zur Decke richtet. Rolle deine Augen zügig 12-mal im und 12-mal gegen den Uhrzeigersinn.

Den Tag/die Situation begrüßen: Ziehe dein Kinn zur Brust, und lege deinen Kopf in einer fließenden Bewegung anschließend in den Nacken, als ob du mit dieser Bewegung energisch Ja sagen möchtest. Achte darauf, dass du dabei deine Schulterblätter nach unten ziehst.

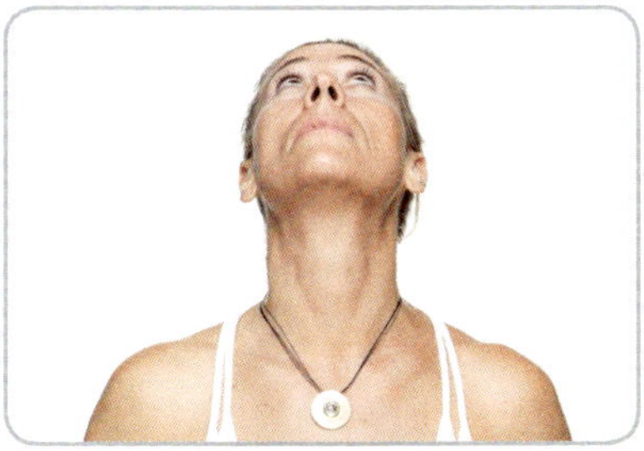

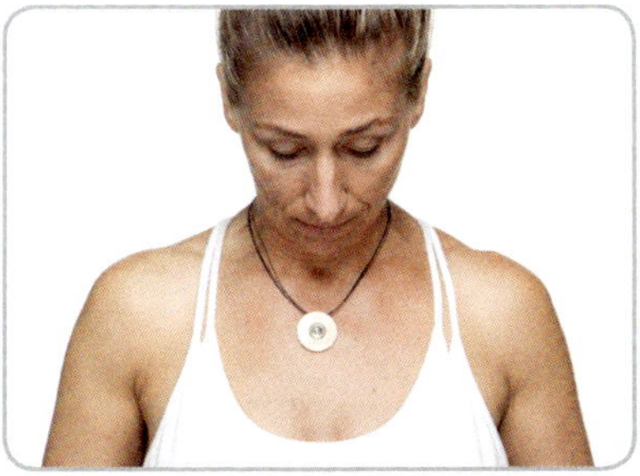

Nein sagen: Bewege deinen Kopf 12-mal vorsichtig so weit es geht nach rechts und links.

Arme kreisen: Beginne rückwärts, und wirf in 12 rotierenden Bewegung alles von deinen Schultern, was du jetzt nicht mehr brauchst. Wechsele anschließend die Richtung, und hole dir in 12 rotierenden Bewegungen die neue Energie, die du benötigst.

Ellenbogen lockern: Winkele deine Arme links und rechts an deinem Körper an, balle deine Hände zu Fäusten, und spanne deinen Bizeps an. Lasse nun deine Unterarme links und rechts nach hinten schnellen, und öffne am Ende der Bewegung beide Hände. Mache diese Übung 12-mal.

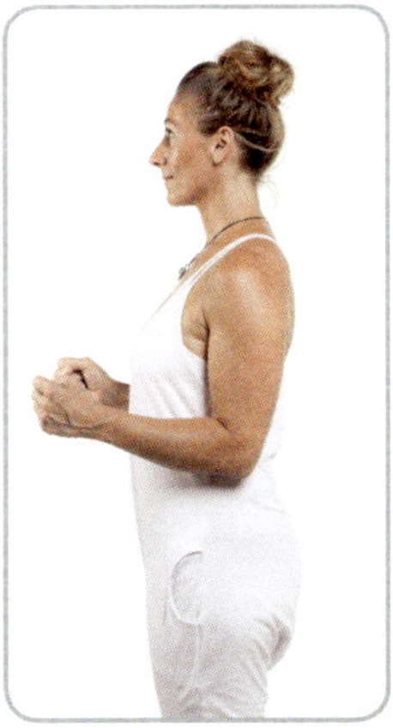

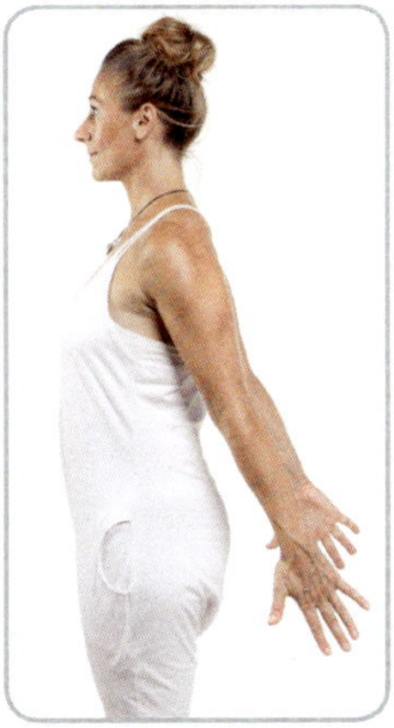

Handgelenke kreisen: Winkele deine Arme leicht an, und lasse deine Handgelenke jeweils 12-mal locker nach außen und nach innen kreisen.

Finger spreizen: Strecke deine Arme vor dir aus, balle deine Hände locker zu Fäusten, und spreize deine Finger dann weit. Stelle dir dabei vor, wie jeglicher Stress aus deinen Armen fließt. Mache diese Bewegung 12-mal.

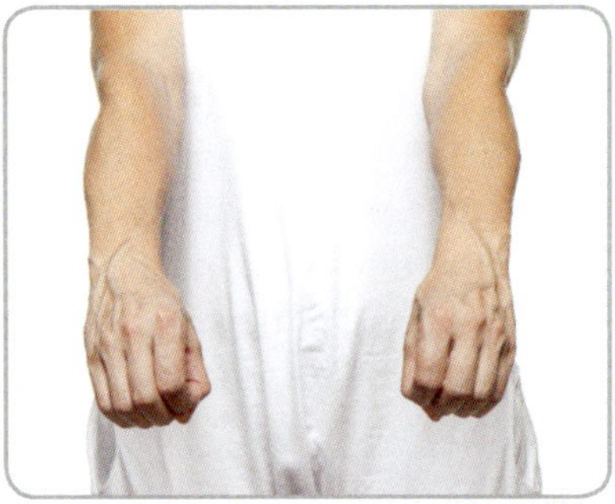

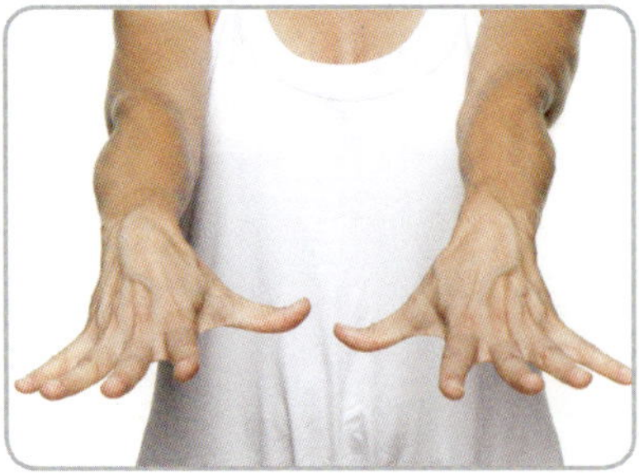

Oberkörper drehen: Achte darauf, dass deine Füße fest im Boden verankert sind und dein Beckenboden stabil ist. Halte deine Hüfte vorn. Stelle dir jetzt vor, dass sich die Geschenke des Tages hinter dir befinden, und jemand sie dir reicht. Drehe dich im Wechsel 12-mal nach rechts und 12-mal nach links hinten, und schaue hinter dich. Deine Arme folgen dieser Bewegung.

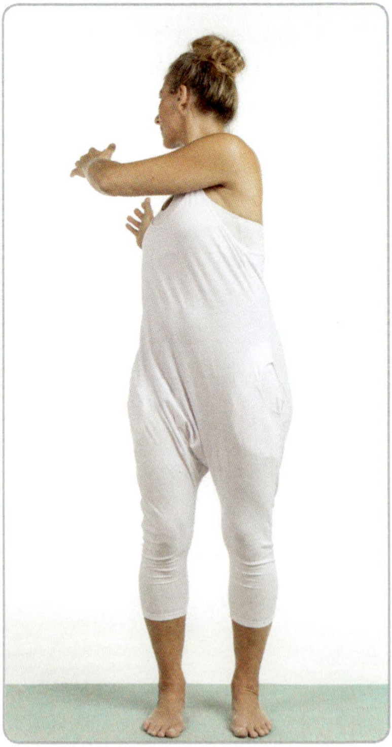

Wippen: Gehe leicht in die Knie, und wippe 50-mal locker aus den Knien heraus. Achte darauf, dass du dabei entspannt lächelst.

Kreativität im Becken erwecken: Kreise deine Hüften jeweils 12-mal im und gegen den Uhrzeigersinn.

Mit den Knien twisten: Halte deine Knie und Füße zusammen, gehe leicht in die Knie, ziehe deine Schultern nach unten, und twiste 12-mal im Uhrzeigersinn und 12-mal gegen den Uhrzeigersinn.

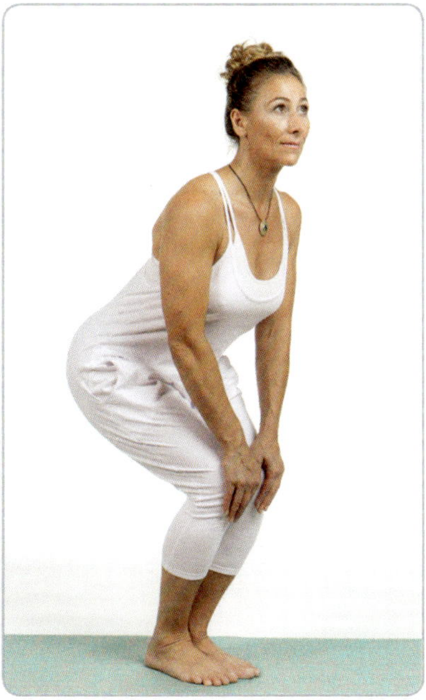

Füße bewegen: Verlagere dein Gewicht auf dein rechtes Bein, und hebe deinen linken Fuß an. Ziehe ihn an, und strecke ihn 12-mal im Wechsel. Lasse ihn im Anschluss jeweils 12-mal nach innen und außen kreisen. Wechsele dann die Seite, und wiederhole die Übung.

Nach den Sternen greifen: Strecke 12-mal deine Hände weit zur Decke, indem du deinen Blick nach oben richtest und deinen ganzen Körper streckst, ohne auf die Zehenspitzen zu gehen. Führe deine Hände anschließend mit geradem Rücken links und rechts mit den Handflächen vor dich auf den Boden.

Meditation – Atmen, Spüren, Sein

Meditation ist reines Sein – Stille, frei von Gedanken, frei von Verlangen. Dies ist der natürliche Zustand der Geborgenheit, in dem wir geboren wurden.

Als Kinder werden wir in die Gesellschaft aufgenommen. Uns wird vermittelt, wie wir denken, wie wir abwägen, wie wir vernünftig werden, wie wir argumentieren, was wir tun dürfen und wie wir uns zu benehmen haben. Wir verlieren unsere ursprüngliche Unschuld des »reinen Seins« – der eine mehr, der andere weniger. Oft verlernen oder vergessen wir sogar, unsere eigenen Bedürfnisse wahrzunehmen. Da es in der heutigen Gesellschaft primär um ein leistungsorientiertes Funktionieren und nicht mehr um den Menschen selbst geht, ist unser Kopf oft voll von Gedanken, Sorgen, Nöten und Wünschen. Die Folgen können Burn-out, Depression, Aggressivität oder ein Verlust des Selbstwertgefühls sein.

Die Basis für deine Neuausrichtung in der Praxis von *Yoga 4 Face* ist, dich geistig komplett zu befreien und Platz für neue, bestärkende Gedanken zu schaffen. Meditation ermöglicht dir, aus dem Gedankenkarussell auszubrechen, die Last zahlreicher Gedanken abzustreifen und deine Ursprungsquelle des »Seins« wiederzuentdecken. Du lernst, die Verbindung zu deinem Inneren wiederherzustellen. Betrachte die Meditation als eine Entdeckungsreise zu deiner persönlichen inneren Welt. Hast du Lust, es ausprobieren?

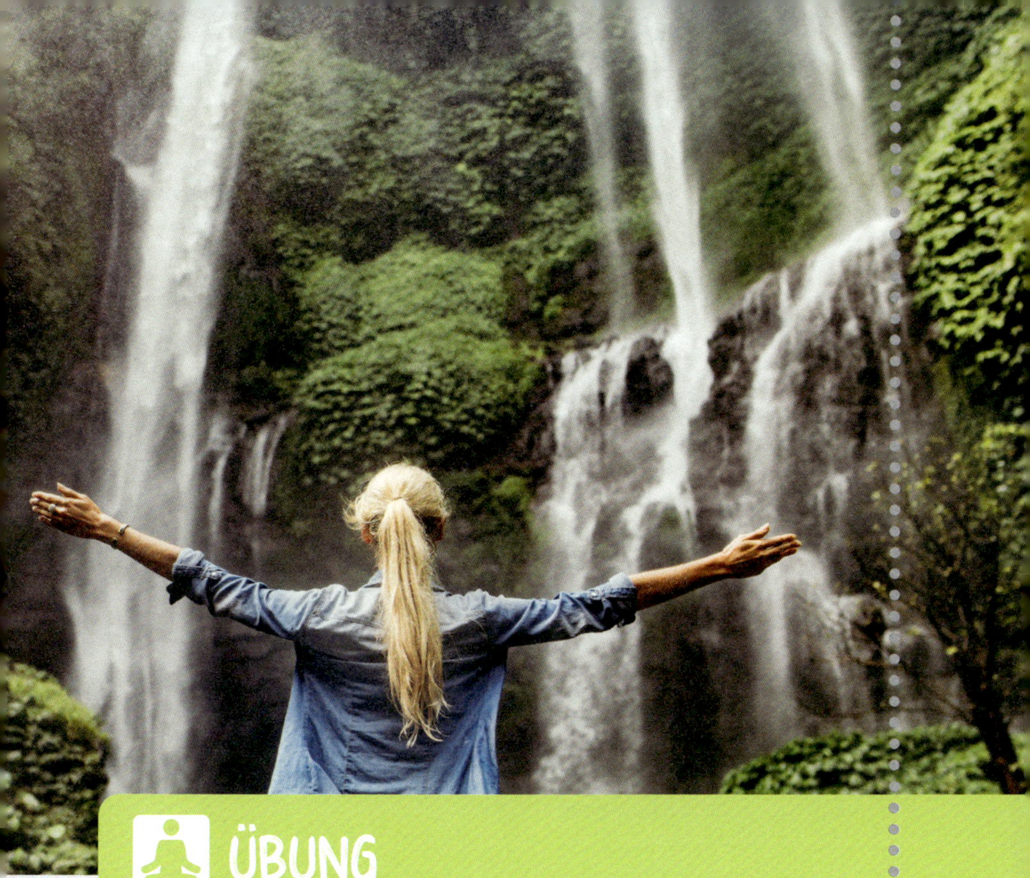

ÜBUNG

Meditation: Unter dem Wasserfall

Setze dich entspannt hin. Schließe deine Augen, und konzentriere dich auf deinen Körper. Werde mit jedem Atemzug ruhiger und entspannter. Lasse aufsteigende Gedanken kommen und wie Wolken vorüberziehen. Konzentriere dich auf dich selbst, und spüre in dich hinein.

Atme bewusst ein und aus. Spüre, wie mit jedem Atemzug mehr Spannungen von dir weichen und du dich immer leichter fühlst.

ÜBUNG

Stelle dir vor, du sitzt an einem sprudelnden Wasserfall, ein steinernes Becken fängt das herabströmende Wasser auf.

Auf dem Grund dieses Beckens tanzen goldene Lichtreflexe der Sonne.

Aus dem überquellenden Becken entspringt ein kleiner Gebirgsbach und strömt aus dem Becken hinaus. Silbrig und glucksend fließt er zwischen ein paar moosbewachsenen Felsbrocken zu einem Tal hinab.

Schöpfe eine Handvoll des reinen Quellwassers, nimm einen Schluck, und benetze dein Gesicht mit dem klaren, frischen, funkelnden Wasser. Tropfen sammeln sich in deinen Wimpern, und wenn du blinzelst, siehst du das Sonnenlicht in ihnen schimmern. Die Kühle erfrischt deine Augen.

Setze dich auf einen moosbewachsenen Stein direkt unter den Wasserfall. Das strömende Nass fließt über deinen Kopf.

Spüre die reinigende und befreiende Kraft des Wasserfalls. Alles, was dich belastet, spült das Wasser von dir und trägt es hinfort. Spüre, wie du auf allen Ebenen befreit wirst.

Gib alles, was dich noch immer innerlich belastet, mit deiner Ausatmung in die klare Strömung des Baches.

Bleibe so lange sitzen, bis du das Gefühl hast, komplett rein zu sein. Genieße dieses schöne Gefühl, lasse es groß werden. Lasse es dich komplett erfüllen, und schicke es dann in die Welt hinaus. Und wenn du bereit bist – komme langsam wieder zurück ins Hier und Jetzt.

Fokus und geistige Ausrichtung

Ich lade dich von Herzen dazu ein, alles in deinem Leben willkommen zu heißen. Du bist auf dem richtigen Weg. Lerne, dich so anzunehmen und anzuerkennen, wie du bist. Erkenne deine Einzigartigkeit, spüre deine Dankbarkeit für dein ganzes Sein, damit du in deiner ganzen Schönheit sichtbar wirst.

Deine geistige Ausrichtung ist beim Face-Yoga sehr wichtig. Vielleicht fühlt sich dies anfangs noch etwas komisch an. Vielleicht spannt sich dein Körper auch erst einmal an. Das ist in Ordnung. Auch Tränen dürfen fließen. Deine geistige Ausrichtung zu verändern, ist ein Prozess.

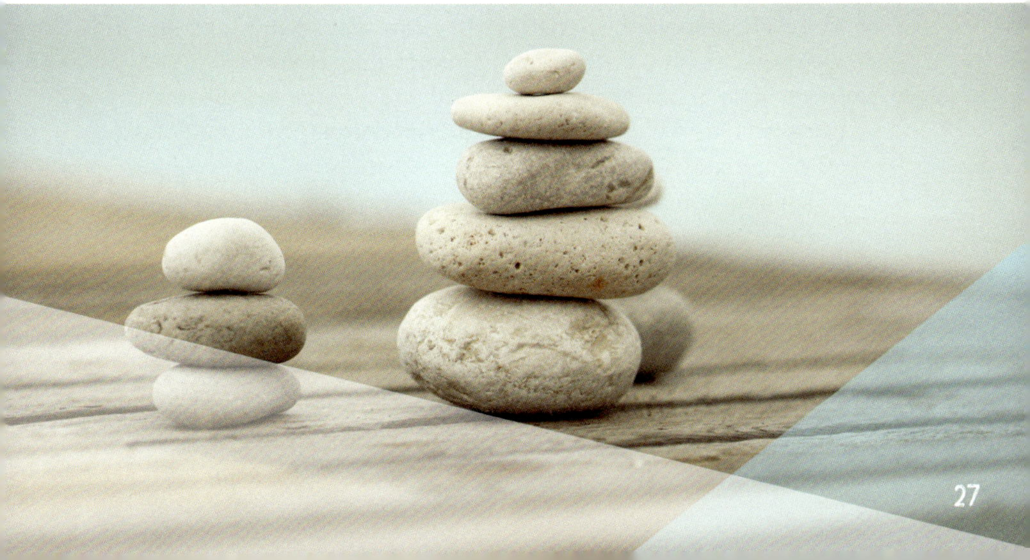

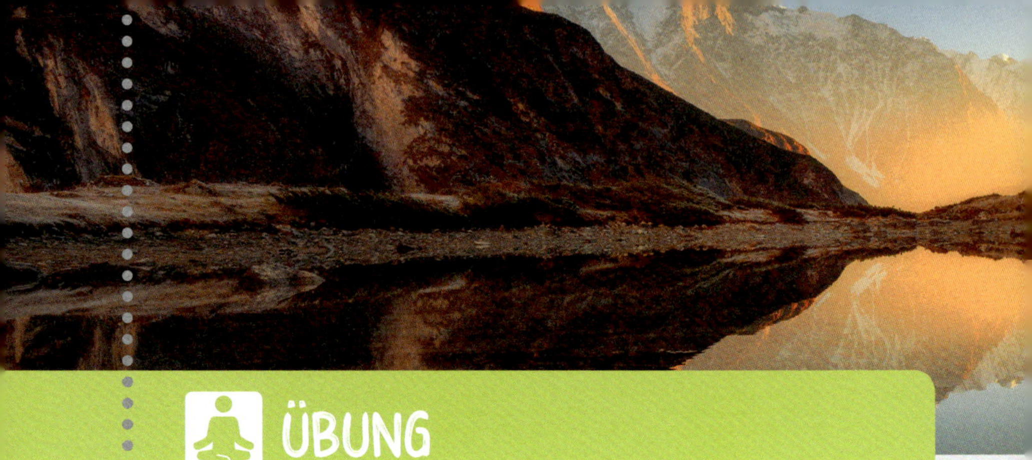

ÜBUNG

Spiegelübung

Nimm dir morgens und abends mindestens 10 Minuten Zeit vor dem Spiegel, um dich für den Tag bzw. die Nacht vorzubereiten. Entscheide in dieser Zeit bewusst, welche Gedanken du über dich wählst.

Hier ein paar Inspirationen:

- Ich liebe und akzeptiere mich so, wie ich bin.
- Ich erkenne meine wahre Schönheit.
- Ich erkenne mein strahlendes Wesen.
- Ich lasse liebevoll alle Muster und Programme los, die mich daran hindern, meine Schönheit zu erkennen.
- Ich übernehme jetzt die Verantwortung für meine Schönheit.
- Ich fühle mich jetzt in jeder Hinsicht schön, attraktiv und liebenswert.
- Ich entscheide mich dafür, meine Schönheit nach außen zu tragen.

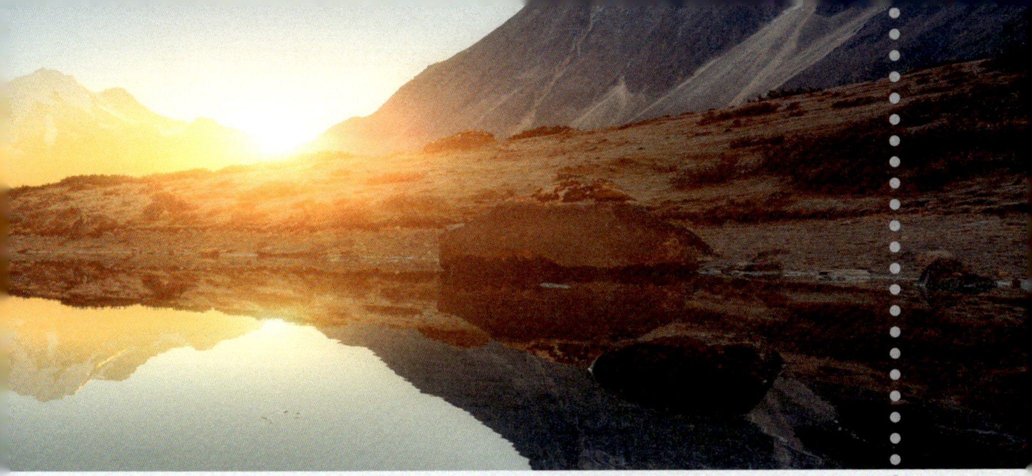

- Jeden Tag wird meine Haut schöner und strahlender.
- Ich fühle mich sicher, ich selbst zu sein.
- Ich bin in Sicherheit, das Leben liebt und unterstützt mich.
- Ich lasse jeglichen Schmerz, der sich in meinem Gesicht manifestiert hat, mit Leichtigkeit los.
- Das Leben folgt meinen Überzeugungen, also überzeuge ich mich von dem, was mir guttut.
- Ich lasse liebevoll meine Vergangenheit los. Ich vergebe mir und allen anderen. Ich liebe mich. Ich bin frei.

Wenn du die folgenden Übungen fokussiert und in dieser geistigen Ausrichtung beginnst, schaffst du für dich beste Voraussetzungen für ein wirksames *Yoga 4 Face*-Programm.

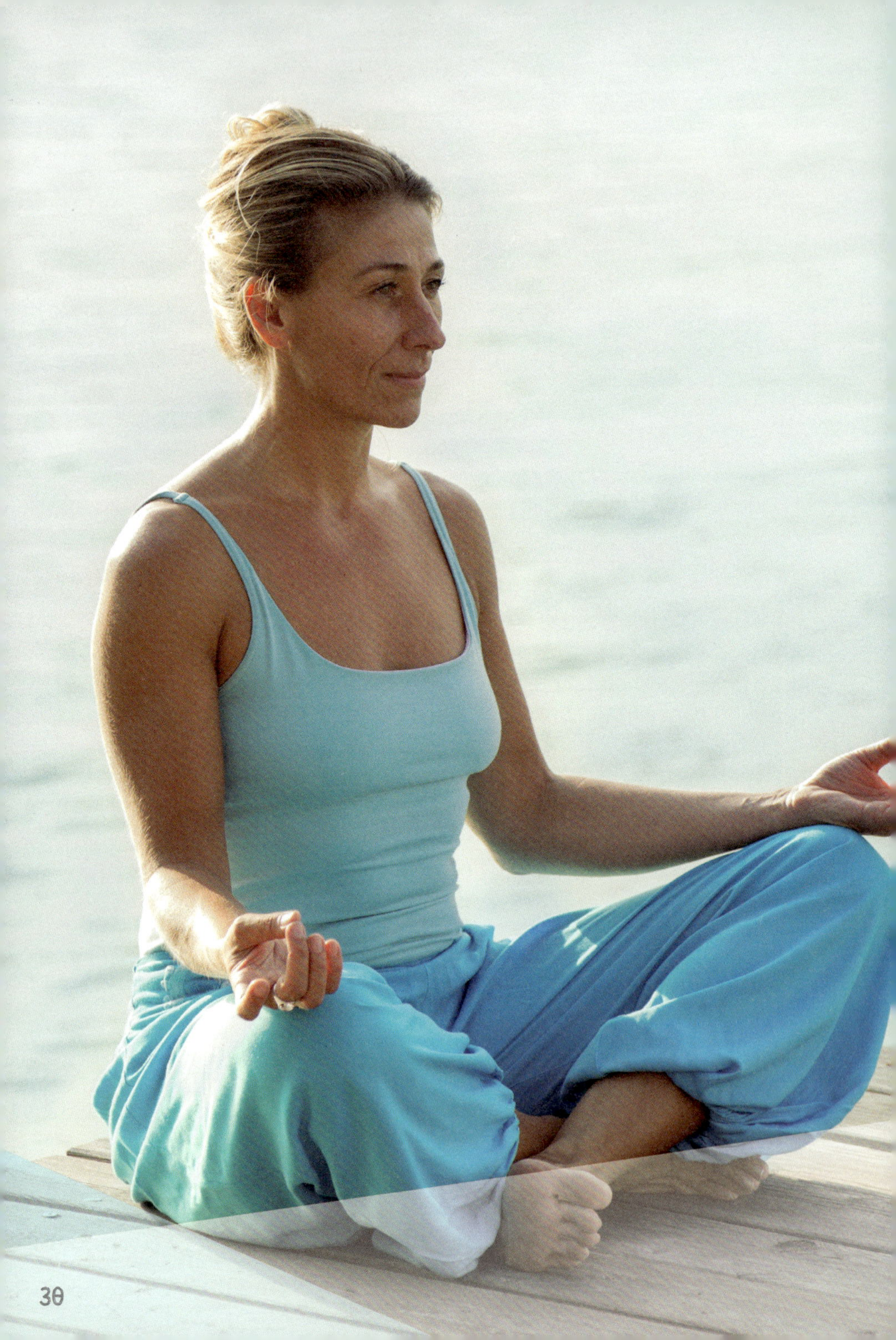

Übungen

Yoga 4 Face

Die folgenden Übungen kannst du immer und überall in deinen Tagesablauf einfließen lassen. Du hast die Möglichkeit, sie als ein komplettes Programm hintereinander oder auch einzeln zu praktizieren.

Die Face-Yoga-Methode ist natürlich und sicher für jedermann. Für beste Ergebnisse und um Verspannungen und versehentlicher Faltenerzeugung vorzubeugen, solltest du aber die folgenden Hinweise beherzigen.

Tipps & Tricks für das tägliche Training

- Entspanne zwischen den Übungen dein Gesicht. Die Entspannung ist ein sehr wertvolles Geschenk für deinen mentalen und deinen physischen Körper.

- Um einen guten Effekt zu erzielen, trainiere täglich über einen längeren Zeitraum, auch wenn es nur eine Pose ist.

- Sei achtsam, und sei dir bewusst, welche Muskeln du gerade benutzt, besonders, wenn du manche Muskeln nicht kontrolliert bewegen kannst. Hilfreich ist hierbei, die Bewegung vorher zu visualisieren.

- Nimm dir bewusst Zeit für deine Übungen. Du kannst bessere Resultate erzielen, wenn du die Übungen bewusst machst und ihnen und dir dafür den notwendigen Raum gibst.

- Übe so lange vor dem Spiegel, bis du sicher bist, dass du die richtigen Muskeln verwendest und keine zusätzlichen Falten kreierst.

- Mache die Übungen immer auf beiden Seiten deines Gesichts. Zusätzlich kannst du, wenn eine Seite mehr Aufmerksamkeit braucht, deine Gesichtshälften durch vermehrtes einseitiges Trainieren angleichen, was dir eine natürliche Schönheit verleiht.

- Bevor du mit dem Training beginnst, versorge dein Gesicht mit Feuchtigkeit. Wenn sich die Haut trocken anfühlt, verwende eine Feuchtigkeitscreme oder ein Spray. Für die Übungen ist es nicht notwendig, dein Gesicht vorher zu waschen und dein Make-up zu entfernen.

Das solltest du vermeiden

- **Während des Übens die Luft anhalten:**
  Lasse für ein optimales Ergebnis den Atem ruhig und gleichmäßig durch deinen Körper strömen. Das hilft dir, den Stress aus deinem Körper fließen zu lassen.

- **An deiner Haut ziehen und zerren:**
  Face-Yoga ist ein Widerstandstraining, das deine Muskulatur aufbaut, die das Fundament für deine Haut darstellt.

- **Weitertrainieren, wenn du Schmerzen oder ein ungutes Gefühl hast:**
  Dein Körper gibt dir hier ein Signal, dass du die falschen Muskeln verwendest. Schaue dir die Übungsanweisung noch einmal genau an, bevor du weitermachst, und achte auf die Hinweise zu Beginn jedes Übungsblocks.

- **Die gleichen Posen über einen langen Zeitraum trainieren:**
  Dein Leben und dein Gesicht brauchen Balance.

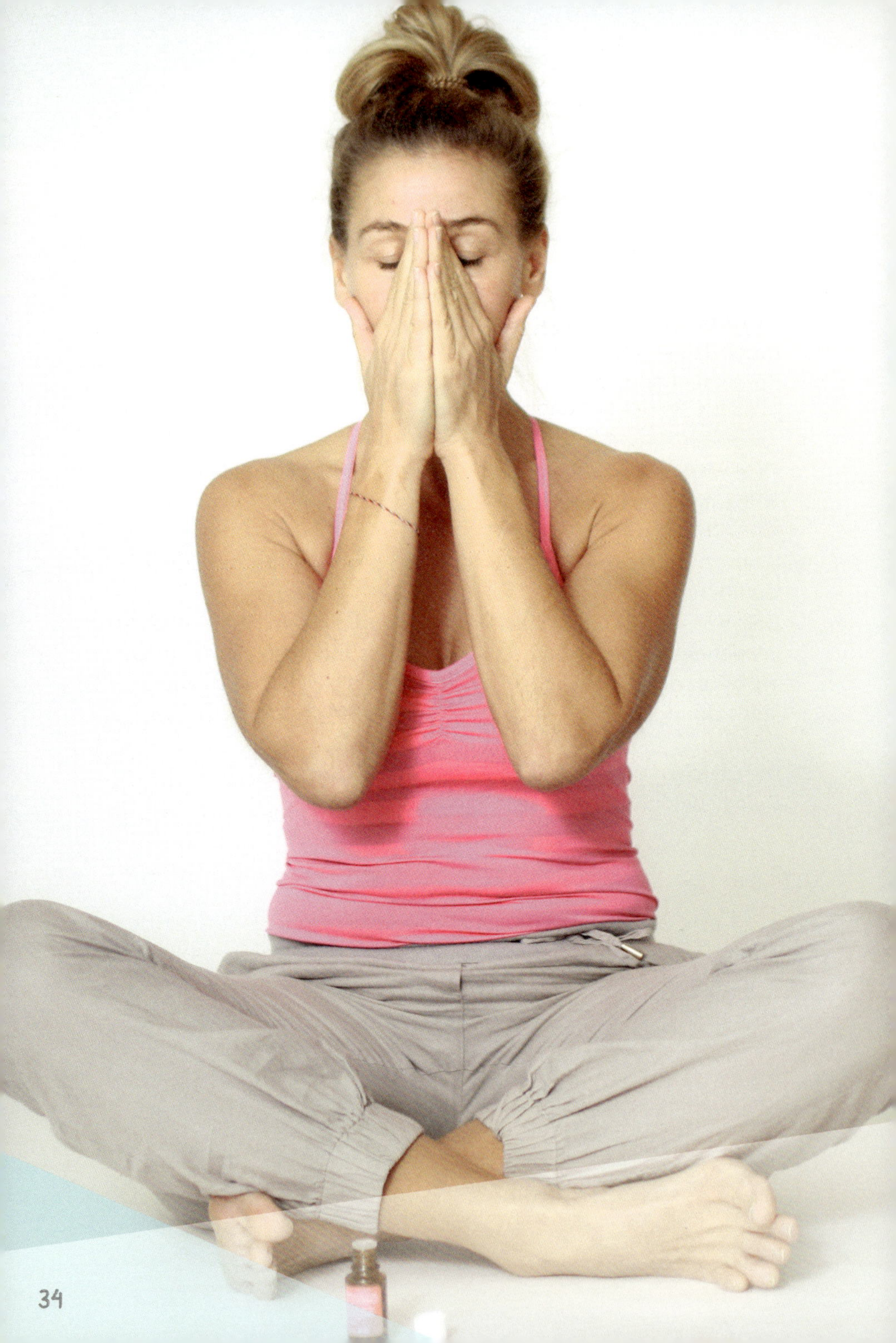

So kannst du die ätherischen Öle anwenden*:

1. Wähle ein Öl, das dich spontan von meinen Empfehlungen anspricht.

2. Rieche an der Flasche, und folge dann deiner Intuition, ob du das Öl vor dem Üben zusätzlich auf die entsprechenden Regionen auftragen möchtest. Das Auftragen ist eine hilfreiche Unterstützung für deine Muskulatur und hilft, die Regenerationsprozesse positiv zu unterstützen. Achte immer darauf, wie dein Körper darauf reagiert und dass du deine Haut gerade zu Beginn nicht überforderst. Es gilt: lieber weniger als zu viel. Beachte unbedingt die Hinweise zu den einzelnen ätherischen Ölen ab Seite 117.

3. Den ätherischen Ölen werden ab Seite 117 Affirmationen zugeordnet. Gib für die Handinhalation einen Tropfen des ätherischen Öls auf deine Handflächen, reibe diese aneinander, und halte sie zusammen. Sprich dann die Affirmation laut aus, um deinen Geist auszurichten, und inhaliere das ätherische Öl von deinen Handflächen.

Um den größtmöglichen Effekt zu erzielen, empfehle ich dir, die Übungen mit der Aromatherapie zu verknüpfen. Die Öle zu den jeweiligen Übungen sind meine Empfehlung, die du aber nach Belieben für dich abändern kannst. Hier bist du frei in deiner Entscheidung, vertraue auf dein Gefühl.

Genauere Informationen zu den ätherischen Ölen und ihrer Anwendung findest du ab Seite 110.

* Meine Vorschläge gelten ausschließlich für therapeutische Öle (s. S. 110 ff.)

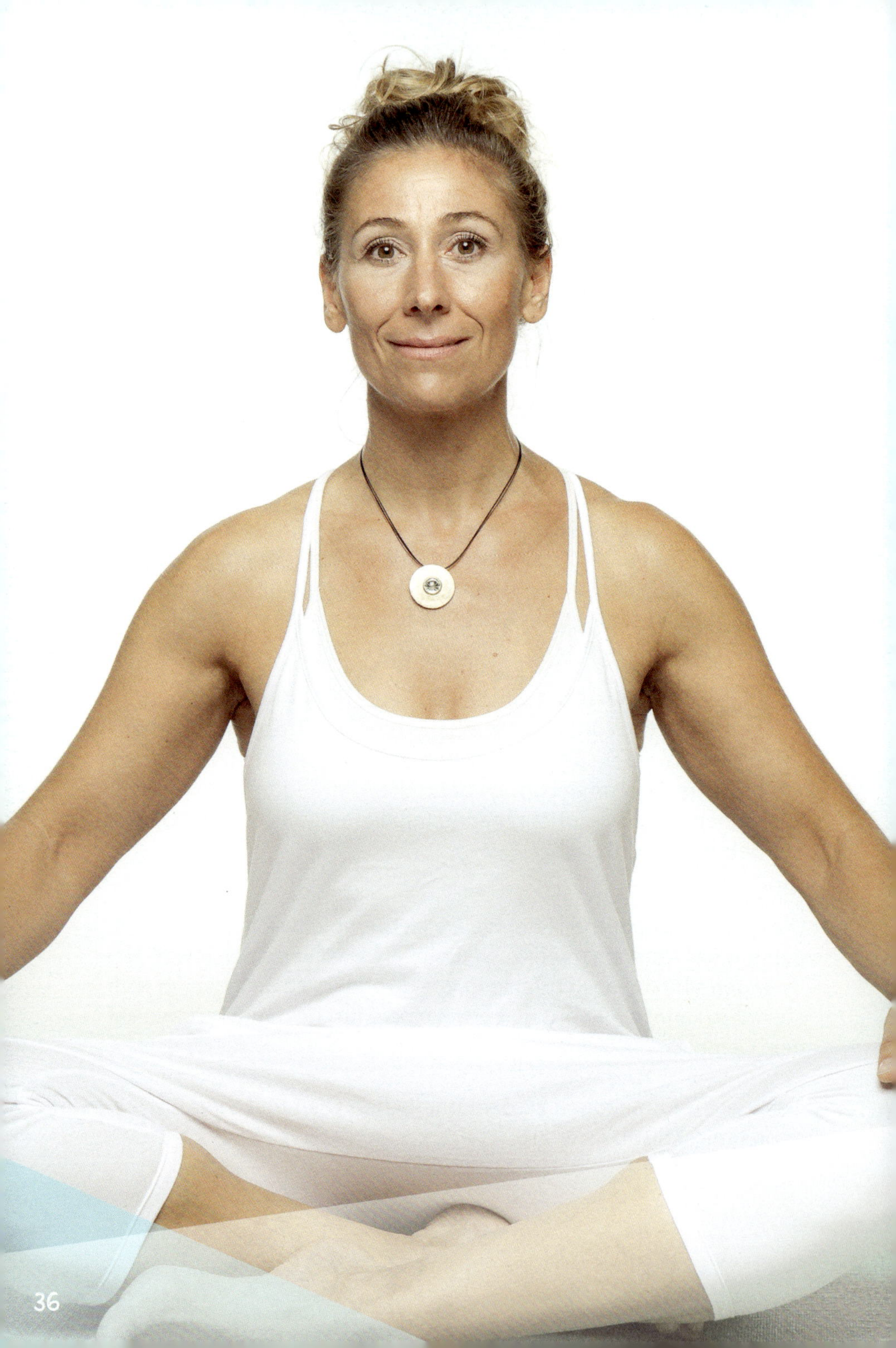

Warm-up

Spannungen in unserem Körper wirken sich auch auf unser Gesicht aus. Deshalb mobilisieren wir vor unserem Face-Yoga-Training unsere Körpermitte. Umgekehrt wirken sich jegliche Verspannung, die wir in unserem Gesicht lösen, positiv auf unsere Organe und unseren ganzen Körper aus.

- Setze dich für alle folgenden Übungen des Warm-ups gerade auf einen Stuhl oder im Schneidersitz auf den Boden. Falls du die Übungen im Schneidersitz machen möchtest, wechsele nach einem Durchgang die Position der Beine, und wiederhole die Übung.

- Halte dein Gesicht ganz entspannt, um keine Falten zu kreieren, und lasse deinen Atem fließen, während du dich bewegst.

- Bei allen Face-Yoga-Übungen sind die Momente des Nachspürens sehr wichtig. Fühle in dich hinein, welche Körperempfindungen sich nach jeder Übung verändert haben.

Torso-Rotation

So geht´s!

- Lasse deine Schultern locker nach hinten unten fallen.
  Deine Hände ruhen auf deinen Knien.
- Richte deine Wirbelsäule auf, und öffne deine Brust.
- Lehne dich mit geradem Oberkörper etwas nach links, und mache anschließend langsam eine kreisende Bewegung um deine Mitte herum. Spanne deinen Bauch und deine Rückenmuskulatur etwas an, um das Gleichgewicht zu halten.
- Kreise 10-mal um dein Zentrum, und lasse die Kreise jedes Mal größer werden. Wechsele anschließend die Richtung.

Orange

aktiviert dein 2. Chakra und fördert Kreativität und Selbstvertrauen.

Vetiver

erdet dich, bringt dich zur Ruhe und schenkt dir Urvertrauen.

TIPP: Trage ein paar Tropfen auf den Bereich zwischen deinem unteren Rücken und deinem Steißbein auf.

DAS GESCHENK FÜR DICH

- Die Blutzirkulation wird angekurbelt.
- Verspannungen im unteren Rücken und in den Hüften werden gelöst.

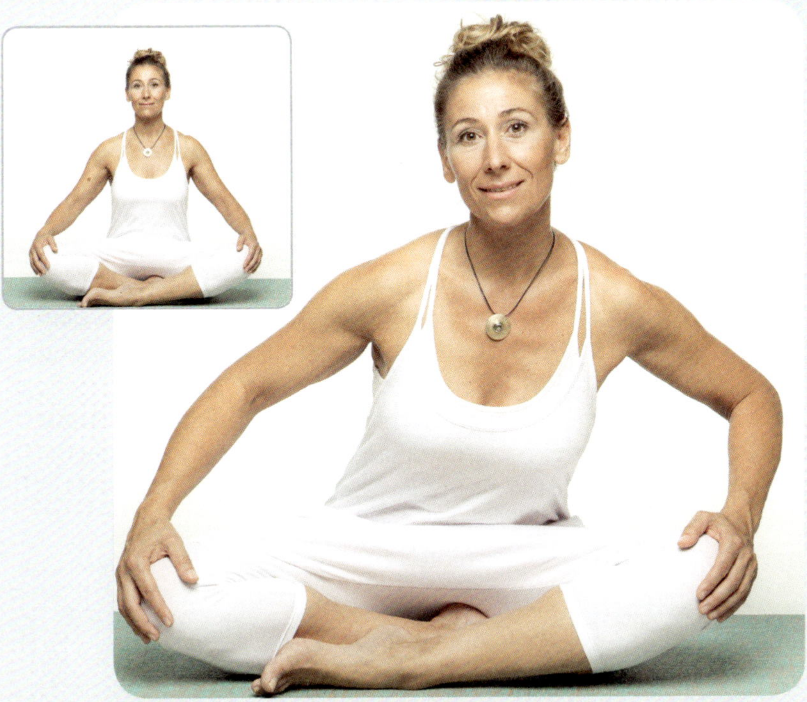

Zedernholz

gibt dir Schutz vor negativen Energien und deiner Wirbelsäule Stabilität und schenkt dir die Möglichkeit der Neuausrichtung.

TIPP: Trage ein paar Tropfen direkt auf deinem unteren Rücken auf.

Herzöffnung

So geht´s!

- Beuge deine Ellenbogen, und lege deine Hände parallel zueinander jeweils links und rechts auf deine Schultern.
- Öffne weit deine Brust, und drücke deine Schultern sacht nach unten, weg von den Ohren.
- Führe beim Einatmen deine Ellenbogen vor dir zusammen, und ziehe sie sanft so weit es geht nach oben vor dein Gesicht.
- Öffne beim Ausatmen deine Ellenbogen, und führe deine Arme über die Schultern in einem großen Bogen wieder in die Ausgangsposition zurück.
- Deine Schultern streben während der gesamten Übung nach unten.

TIPP:
Alle drei Öle eignen sich hervorragend für ein Auftragen auf den Herzbereich.

Geranie
schenkt dir Hingabe und Geduld, hilft dir bei der Annahme der Situation und weckt deine Neugier auf Unbekanntes.

DAS GESCHENK FÜR DICH

- Die Schultern werden wieder zurück an ihren Platz gebracht.
- Die Körperhaltung wird verbessert.
- Die Durchblutung im Brustbereich wird aktiviert.

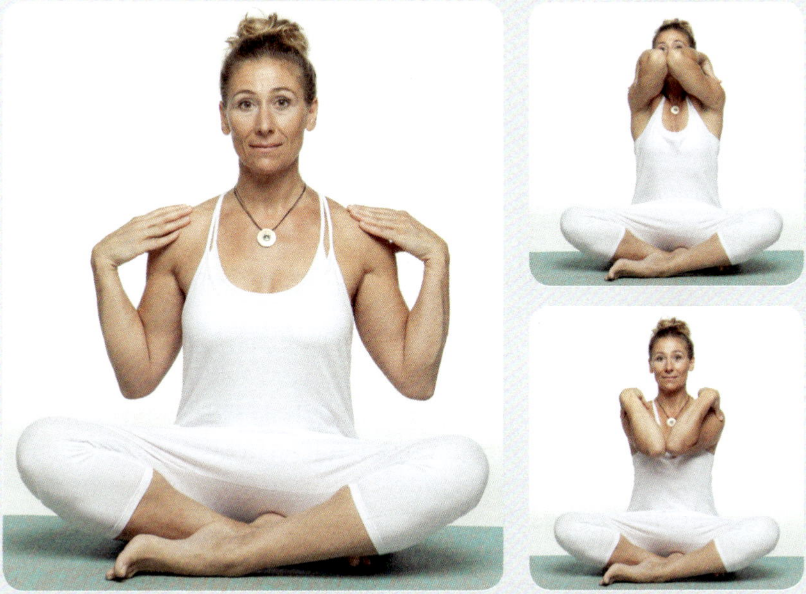

Rose

schenkt dir Mut, der Weisheit deines Herzens zu folgen.

Ylang Ylang

ermöglicht dir, dich zu öffnen, loszulassen, zu entspannen – und ist ein perfektes Schutzöl vor negativen Energien.

Schulter-Rotation

So geht´s!

- Verschränke deine Arme vor der Brust, und lege deine Handflächen auf deinen Schultern ab.
- Drücke deine Schultern mit deinen Händen sanft nach unten, und richte noch einmal bewusst deine Wirbelsäule auf.
- Lasse deine verschränkten Arme in Form einer Acht 10-mal horizontal kreisen. Falls dir dies zu Beginn noch etwas schwerfällt, kannst du deine Hände etwas weiter unterhalb der Schultern auf deinen Oberarmen platzieren.
- Achte darauf, dass du die Kreise mit jeder Acht größer werden lässt und bei jedem Atemzug tief ausatmest.
- Wechsele dann die Richtung, und wiederhole die Übung 10-mal.
- Ändere nach einem kompletten Durchgang in beide Richtungen die Armposition, sodass der untere Arm nun oben liegt.
- Lasse deine Arme wieder jeweils 10-mal in beide Richtungen kreisen.
- Halte anschließend mit überkreuzten Armen einige Atemzüge lang inne. Sei lieb zu dir, spüre, wie du dich selbst im Arm hältst, schenke dir einen Moment der Geborgenheit – und genieße es!

TIPP:
Trage das ätherische Öl auf dein Schlüsselbeingrübchen auf, und massiere es im Uhrzeigersinn ein.

Fenchel
schenkt dir mehr Leichtigkeit und neue Ideen und bringt frischen Wind in deinen Alltag.

DAS GESCHENK FÜR DICH

- Der Brustraum wird offener und freier.
- Die Körperhaltung wird verbessert.
- Die Blutzirkulation wird unterstützt.

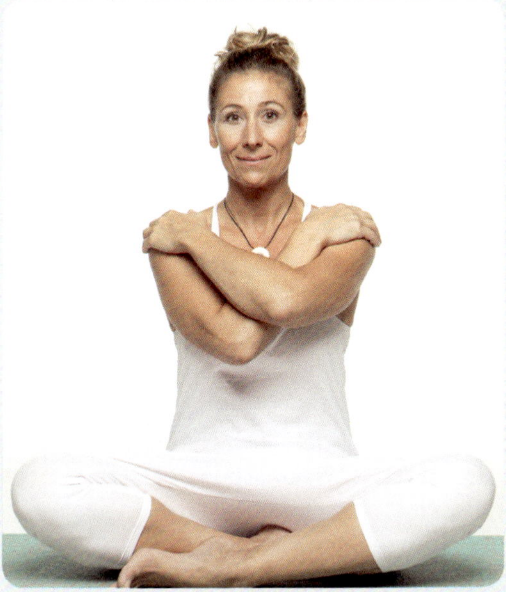

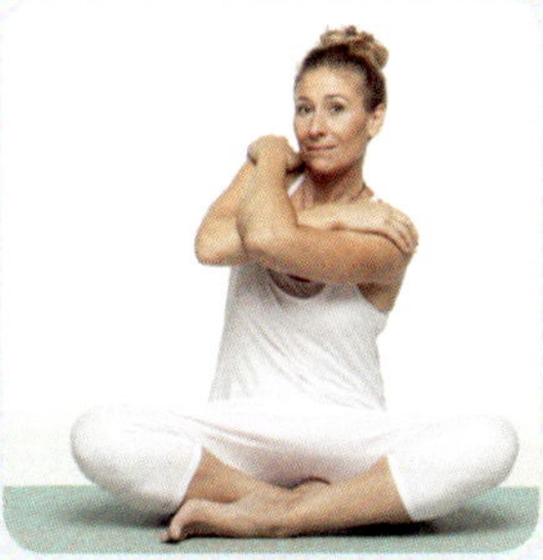

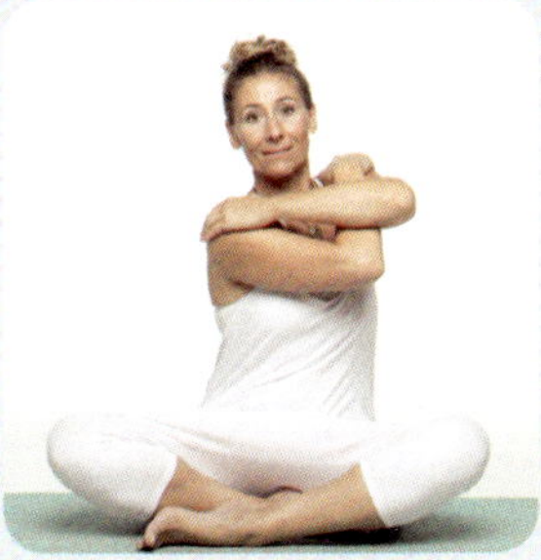

Sandelholz

spendet dir Wärme und Geborgenheit. Es führt dich wieder in deine Mitte und richtet deine Seele auf.

Teebaum

schenkt dir Vitalität, Energie und Lebensfreude und stärkt dein Nervensystem.

Wow-Effekt

So geht´s!

- Der Wow-Effekt ist die beste Vorbereitung auf das Face-Yoga-Training.
- Sprich das Wort »Wow« exakt und langsam aus – es ist nicht notwendig, es laut zu sagen, wichtig ist die Mimik: Öffne deinen Mund dabei so weit wie möglich.
- Wiederhole diese Übung 10-mal.

Orange

bringt Leichtigkeit und Freude zurück.

Salbei

schenkt dir Motivation und Kraft, hilft dir, Scheuklappen abzulegen und befreit deine Kehle.

DAS GESCHENK FÜR DICH

- Verspannungen im Gesicht werden gelöst.
- schnelle Hilfe in stressigen Phasen

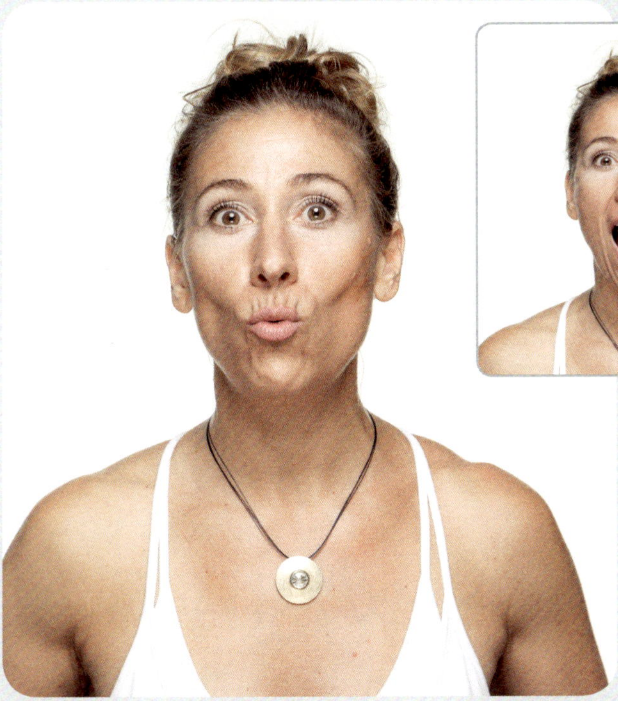

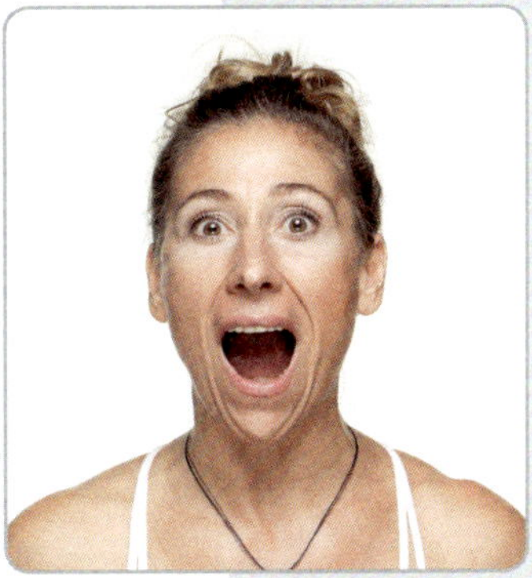

Wacholder

gleicht dich aus, löst Emotionen und gibt dir Schutz vor negativen Energien.

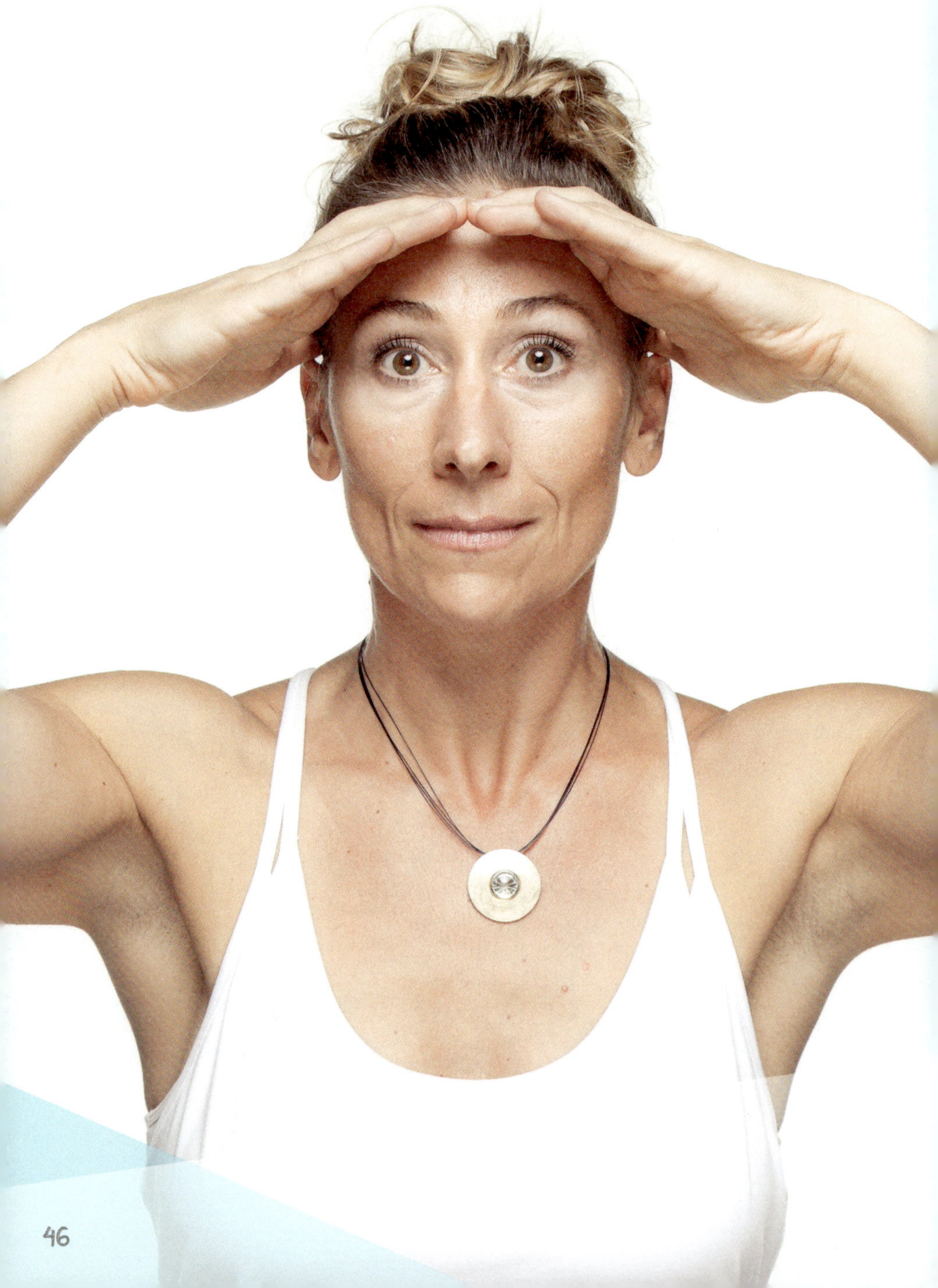

Stirn

Im Laufe unseres Lebens »erarbeiten« wir uns regelrecht durch die Art und Weise unseres Sprechens Falten an der Stirn. Diese ist ein Bereich unseres Gesichts, in dem sich viel Spannung und Stress festsetzt. Der Volksmund spricht nicht umsonst von der »Zornesfalte«, die sich in der Mitte der Stirn bilden kann.

Die folgenden Übungen entspannen dich und definieren deine Stirn neu. Sie helfen dir, bestehende Stirnfalten zu mindern.

- Um die Bildung neuer Falten nicht zu begünstigen, halte deine Stirn bei jeder Übung entspannt. Übe zu Beginn unbedingt vor dem Spiegel, um sicherzustellen, dass sich keine Spannungen an deiner Stirn zeigen.
- Setze dich für alle folgenden Übungen für die Stirn gerade auf einen Stuhl oder im Schneidersitz auf den Boden. Achte dabei auf eine entspannte Schulter- und Nackenpartie – die Schultern liegen unten und streben von den Ohren weg.
- Atmung ist auch im Face-Yoga ein wichtiger Aspekt – achte daher darauf, dass dein Atem kontinuierlich ruhig und gleichmäßig ein- und ausströmt.

Stirnmassage

So geht´s!

- Verschränke deine Finger locker ineinander, und platziere deine Hände auf deinem Kopf, direkt hinter dem Stirnansatz.
- Übe mit deinen Händen ein wenig Druck auf deinen Kopf aus, und bewege sie 10-mal sanft vor und zurück, sodass deine Kopfhaut leicht deinen Handbewegungen folgt.
- Wechsele anschließend die Richtung, und bewege deine Hände 10-mal abwechselnd nach links und rechts.

Basilikum
bringt neue Kraft und einen klaren Kopf.

Copaiba
ist ein seelisches Lift-up aus jeder Situation.
TIPP: Nimm einen Tropfen unter deine Zunge.

DAS GESCHENK FÜR DICH

- Die Stirn fühlt sich wieder entspannt an.
- Die Durchblutung wird angeregt.
- Die Haarwurzeln werden gekräftigt.

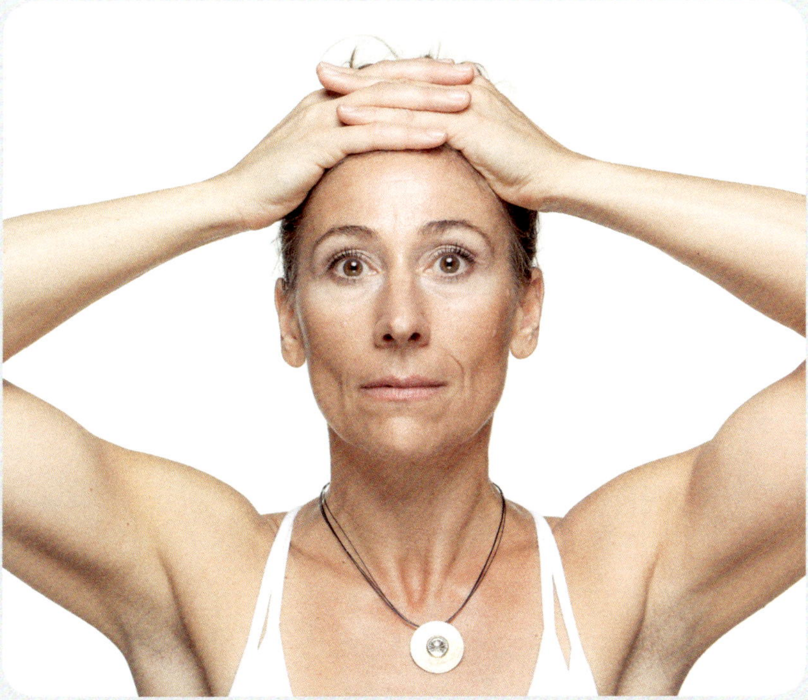

Lavendel

vermittelt Geborgenheit, beruhigt deine Nerven und hilft zu transformieren.

Stirnakupressur

So geht´s!

- Balle beide Hände locker zu Fäusten. Platziere das Fingermittelgelenk von Mittel und Zeigefinger beider Hände nebeneinander auf deiner Stirnmitte.
- Übe nun einen sanften Druck auf deine Schläfen aus, und gleite mit den Fingerknöcheln langsam von der Mitte deiner Stirn aus links und rechts zu deinen Schläfen.
- Setze deine Finger anschließend wieder an der Ausgangsposition an.
- Wiederhole die Übung 5-mal.

Wacholder

gleicht dich aus, löst Emotionen und gibt dir Schutz vor negativen Energien.

Zitrone

schenkt dir Lebensfreude und Klarheit und hilft dir, Entscheidungen zu treffen.

DAS GESCHENK FÜR DICH

- Aus der Stirn wird die Spannung genommen – du wirst relaxter.
- Falten wird vorgebeugt.

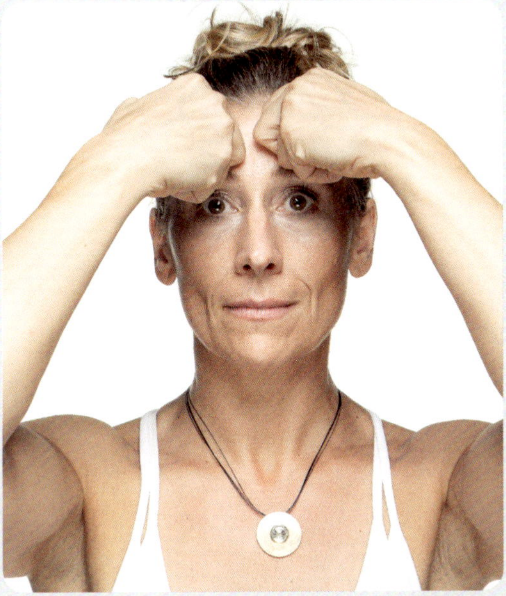

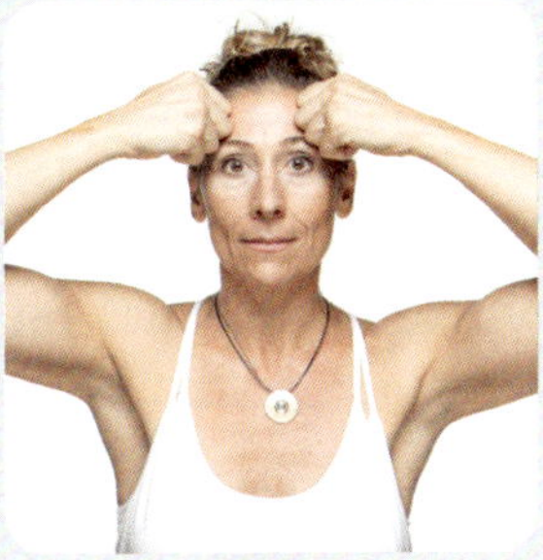

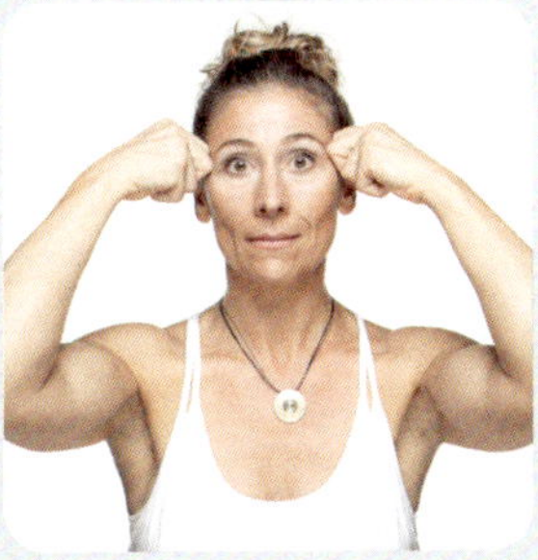

Zypresse

hilft dir, dich auf das Wesentliche zu konzentrieren.

Natürliches Stirnlifting

So geht´s!

- Öffne weit deine Brust – deine Schultern streben weiterhin entspannt nach unten.
- Platziere beide Hände entlang deines Stirnansatzes. Deine Daumen befinden sich links und recht über deinen Ohren.
- Schiebe nun mit ein wenig Druck deinen Haaransatz nach oben. Ziehe dabei deine Schulterblätter nach unten.
- Blicke anschließend zu Boden, ohne deine Stirn zu runzeln oder den Kopf zu bewegen. Halte diese Position 5 Sekunden lang, spüre die Dehnung an der Stirn- und Augenpartie, und lasse deinen Atem fließen.

TIPP:
Die Übung fördert eine neue geistige Ausrichtung. Ich empfehle die Handinhalation in Verbindung mit der Affirmation.

Immortelle/Strohblume
unterstützt dich dabei, dich auf neue Situationen einzulassen und diese durchzustehen. »Seelische Knoten« können leichter erkannt und gelöst werden.

DAS GESCHENK FÜR DICH

- Dies ist eine erhebende Pose – sie zentriert dich und richtet dich auf.
- Du bekommst eine neue Blickausrichtung.

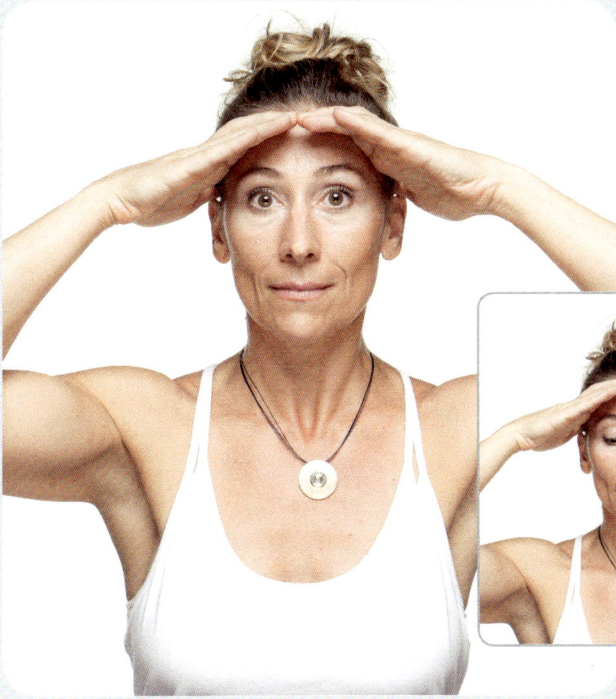

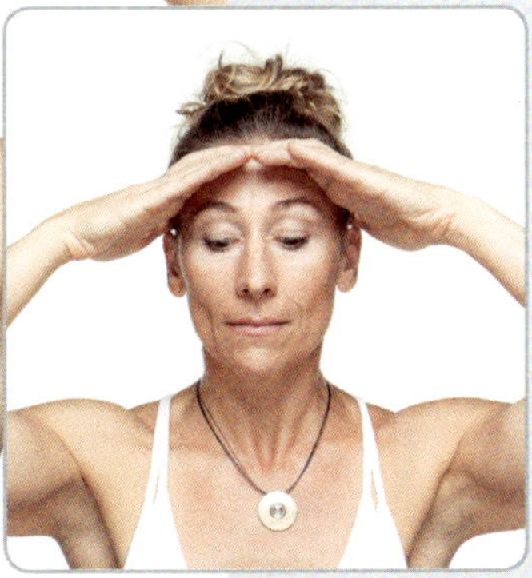

Copaiba

ist ein zuverlässiges seelisches Lift-up aus jeder Situation.

Weihrauch

hilft dir, in stressigen Phasen bei körperlicher und mentaler Erschöpfung wieder besser durchzuatmen und loszulassen, fördert die Konzentration und gibt dir Kraft, Energie sowie Vertrauen in deine eigenen Fähigkeiten.

Augen

»Die Augen sind das Tor zur Seele«, heißt es im Volksmund. Sie zeigen uns die Wahrheit über unser Alter, unser Befinden oder auch über unseren Flüssigkeitshaushalt. Die bekannten dunklen, geschwollenen Augenlider zeugen nicht selten von Stress. Die Augenpartie kann also auch darüber Auskunft geben, wie es uns und unserem Körper allgemein geht.

Im Gegensatz zur Haut an anderen Gesichts- und Körperstellen ist die Haut an der Augenpartie sehr dünn und sensibel. Daher zeichnen sich ständig wiederholte Bewegungen schneller ab. Auch die Erdanziehung spielt eine Rolle, wenn es um Schlupflider & Co. geht.

Um bis ins hohe Alter einen strahlenden Ausdruck im Gesicht zu haben, gilt es, dieser Partie eine besondere Aufmerksamkeit zu schenken. Die folgenden Augenübungen helfen dir, bestehende oder sich ankündigende Zeichen des Alterns wie geschwollene Augen, dunkle Ränder, Krähenfüße oder hängende Lider zu beseitigen bzw. ihnen vorzubeugen.

- Die Augenpartie ist sehr empfindlich, gehe daher während des Übens immer sehr behutsam vor.

- Setze dich für alle folgenden Übungen für die Augen gerade auf einen Stuhl oder im Schneidersitz auf den Boden. Halte deinen Nacken und Oberkörper gerade – deine Schultern liegen entspannt unten und streben von den Ohren weg.

- Nur deine Augenpartie sollte in Bewegung sein – halte während des Übens deine anderen Gesichtspartien ganz entspannt, und achte auf einen gleichmäßigen, ruhigen Atemfluss.

- Um ein perfektes Ergebnis zu erzielen, kannst du vor dem Üben eine Feuchtigkeitscreme auf deine Augenpartie auftragen und sanft mit den kleinen Fingern einklopfen.

Augenöffner

So geht´s!

- Halte deine Hände links und rechts vor dein Gesicht, und forme jeweils mit Daumen und restlichen Fingern ein C.
- Führe deine Hände vor deine Augen, und platziere deine Zeigefinger auf deinen Augenbrauen. Deine Daumen befinden sich auf Höhe deiner Nasenflügel.
- Drücke deine Finger an dein Gesicht, und ziehe sie um das Auge herum nach außen, sodass du die Haut um deine Augen leicht nach außen schiebst.
- Öffne deine Augen so weit wie möglich.
- Öffne deine Brust, und ziehe deine Schulterblätter in Richtung Boden. Halte diese Position 5 Sekunden lang. Achte darauf, dass sich deine Augenbrauen nicht bewegen, damit sich keine Falten auf deiner Stirn bilden.
- Schließe anschließend deine Augen zu kleinen Schlitzen, und öffne sie dann wieder so weit, wie es dir möglich ist. Wiederhole diese Bewegung 5-mal.
- Schließe dann deine Augen, und entspanne dein Gesicht für 5 Sekunden.
- Mache diese Übung insgesamt 3-mal.

Geranie

schenkt dir Hingabe und Geduld, hilft dir bei der Annahme der Situation und weckt deine Neugier auf Unbekanntes.

Karottensamen,

ein Lichtbringer für deinen Geist und deine Seele. Angestaute Emotionen können verfliegen und Gelassenheit und Ruhe einziehen.

DAS GESCHENK FÜR DICH

- Du wirst dir deiner Stirnbewegung bewusst.
- Neuen Falten wird vorgebeugt.

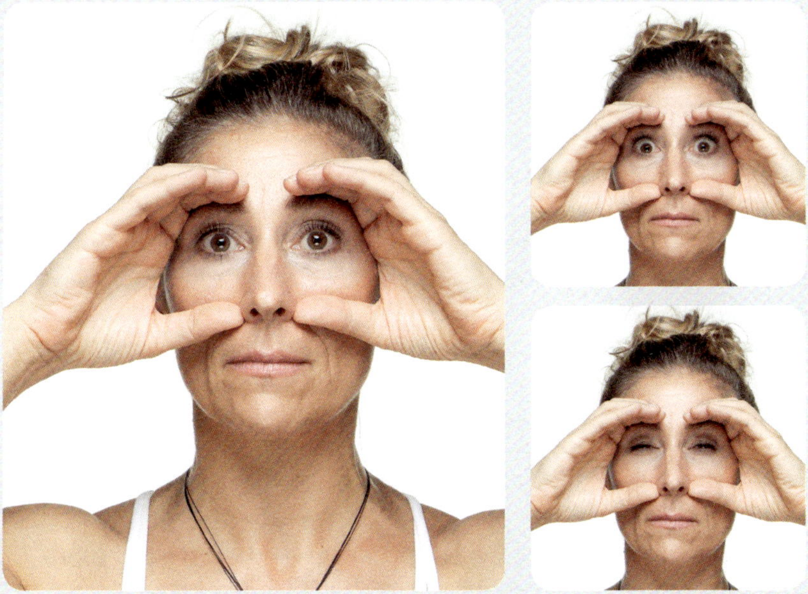

Patschuli

gibt dir Sicherheit, Mut und Energie, um festgefahrene Situationen anzugehen. Dein Pioniergeist wird gestärkt.

Strahlend schöne Augen

So geht´s!

Am besten machst du diese Übung direkt nach dem Aufwachen im Bett oder vor dem Schlafengehen. Du kannst sie mit offenen oder geschlossenen Augen durchführen. Wenn du mit offenen Augen übst, öffne deine Augen so weit, wie es dir möglich ist, ohne dass du Spannungen an deiner Stirn spürst.

- Blicke mit beiden Augen so weit wie möglich nach rechts, ohne deine Lider zu schließen.
- Rolle deine Augen 3-mal im Uhrzeigersinn so achtsam, dass du während einer Runde langsam bis 5 zählen kannst.
- Achte darauf, dass es wirklich runde Kreise werden und deine Bewegungen nicht zu abgehackt sind. Prüfe im Zweifelsfall im Spiegel, dass du Augenbrauen und Stirn nicht mitbewegst.
- Schließe deine Augen wieder, und entspanne dich ein paar Atemzüge lang.
- Wiederhole die Übung 2-mal, und wechsele dann die Richtung, sodass du die Augen gegen den Uhrzeigersinn rollst.

Lavendel

vermittelt Geborgenheit, beruhigt die Nerven und hilft, zu transformieren.

Immortelle/Strohblume

hilft dir, dich auf neue Situationen einzulassen und diese durchzustehen. »Seelische Knoten« können leichter erkannt und gelöst werden.

DAS GESCHENK FÜR DICH

- Erste Hilfe bei trockenen und müden Augen
- Die Augen wirken wacher, frischer und strahlender.
- Augenrötungen werden verringert.
- Das gesamte Körpersystem wird aktiviert.

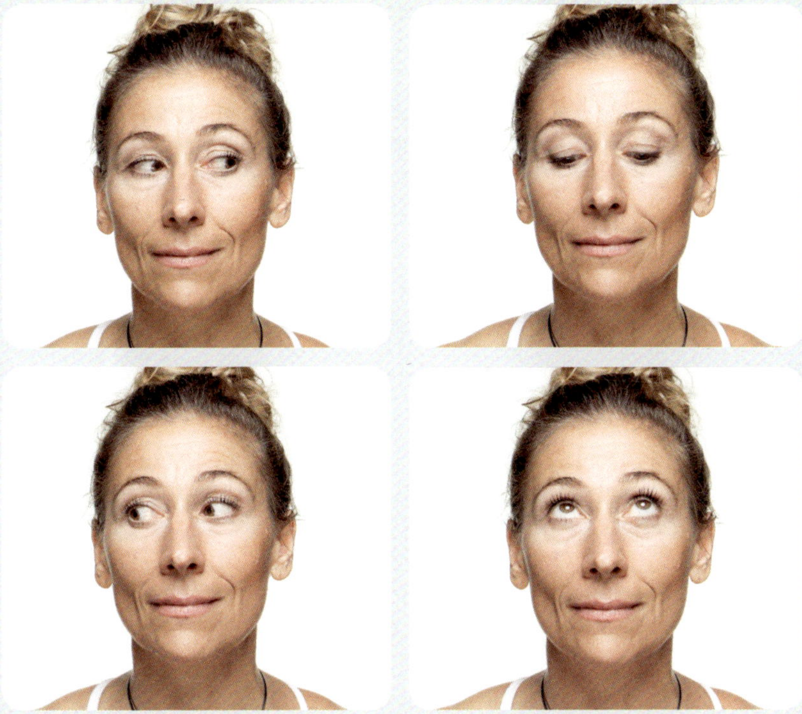

Zypresse

unterstützt dich darin, dich auf das Wesentliche zu konzentrieren.

Glatte Augenaußenwinkel

So geht´s!

- Platziere deine Zeige- und Mittelfinger links und rechts untereinander an den Außenwinkeln deiner Augen.
- Spreize Zeige- und Mittelfinger leicht, und ziehe so die Haut an den Augenaußenwinkeln straff. Ziehe sie sanft in Richtung Hinterkopf, und blinzele dann, sodass sich deine Augen fast schließen und du nur noch durch deine Augenschlitze schauen kannst.
- Halte diese Position 5 Sekunden lang, und entspanne deine Augenpartie anschließend für 3 Sekunden.
- Wiederhole diese Übung 5-mal, und spüre einige Atemzüge lang nach.

Myrrhe,

seit jeher bekannt als Schönheitsmittel für die Haut. Sie wirkt wie ein Radiergummi, der negative Zellinformationen löscht. Sie schenkt dir Raum für Sinnlichkeit, Freude und inneren Frieden, schützt vor zu vielen äußeren Reizen, stabilisiert deine Nerven und gleicht deine Seele aus.

DAS GESCHENK FÜR DICH

- Die Augen werden offener und erhalten einen schönen Lift-Effekt.
- Fältchen werden »entknittert« und Krähenfüße reduziert.

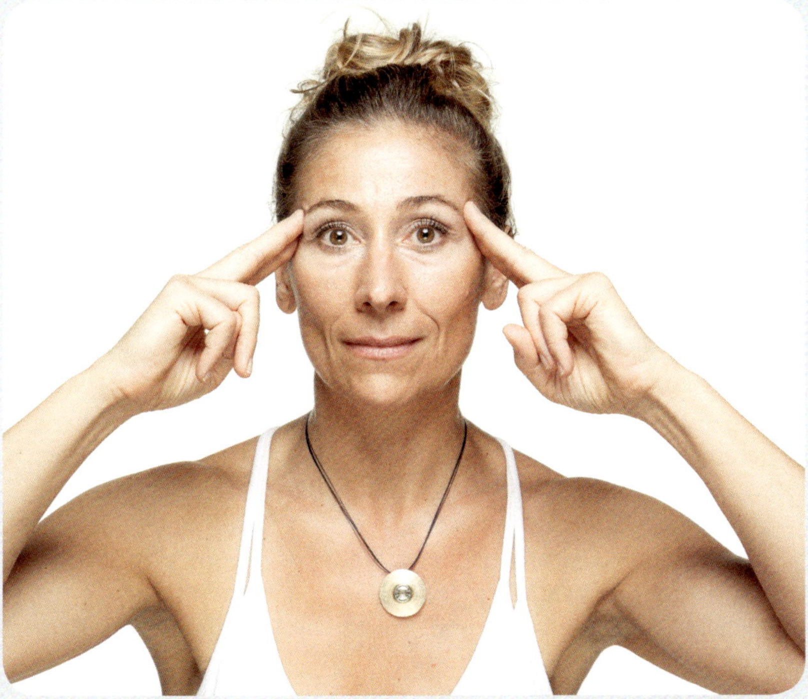

Sandelholz

schenkt dir Wärme und Geborgenheit, führt dich wieder in deine Mitte und richtet deine Seele auf.

Weihrauch

hilft dir, in stressigen Phasen bei körperlicher und mentaler Erschöpfung wieder besser durchzuatmen und loszulassen, fördert die Konzentration und gibt dir Kraft, Energie sowie Vertrauen in deine eigenen Fähigkeiten.

Goodbye Augenringe

So geht´s!

- Bilde mit Zeige- und Mittelfinger beider Hände ein »V«. Platziere deine Mittelfinger auf der Innenseite, die Zeigefinger auf der Außenseite deiner Augen.
- Übe nun mit deinen Fingern sanft Druck auf diese Akkupressurpunkte aus. Achte darauf, dass dein Blick gerade nach vorn gerichtet ist. Halte den Druck während der gesamten Übung aufrecht.
- Forme mit deinem Mund ein »O«, indem du den Kiefer locker nach unten fallen lässt und deine Oberlippe über deine Vorderzähne spannst. Achte darauf, dass dein Kiefer nicht verkrampft.
- Richte deinen Blick anschließend nach oben. Achte besonders darauf, dass sich nur deine Augen bewegen – deine Stirn ist ganz entspannt. Fühle einige Atemzüge lang das Stretching unterhalb deiner Augen.
- Richte deinen Blick anschließend wieder nach vorn, und öffne deine Augen so weit wie möglich.
- Blinzele 5 Sekunden lang, und schließe für 5 Sekunden deine Augen.
- Wiederhole diese Übung 3-mal, entspanne dich, und spüre nach.

Basilikum

bringt neue Kraft und einen klaren Kopf.

Zitronengras

fördert die Konzentration und macht wach. Es stärkt deine positive Einstellung und baut dir in festgefahrenen Situationen geistige Brücken.

DAS GESCHENK FÜR DICH

- Augenringe und geschwollene Augen werden reduziert.

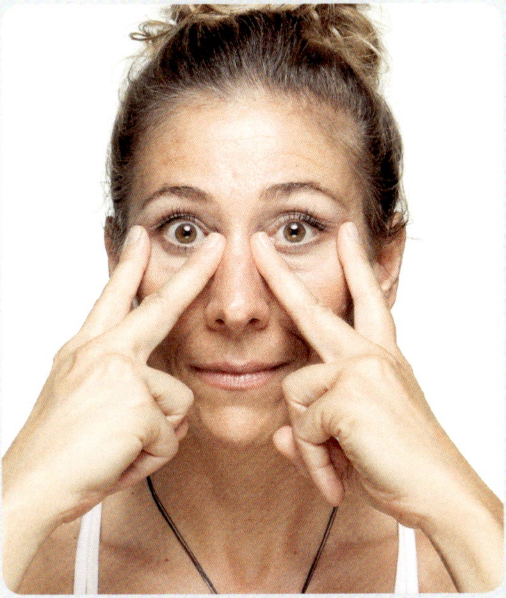

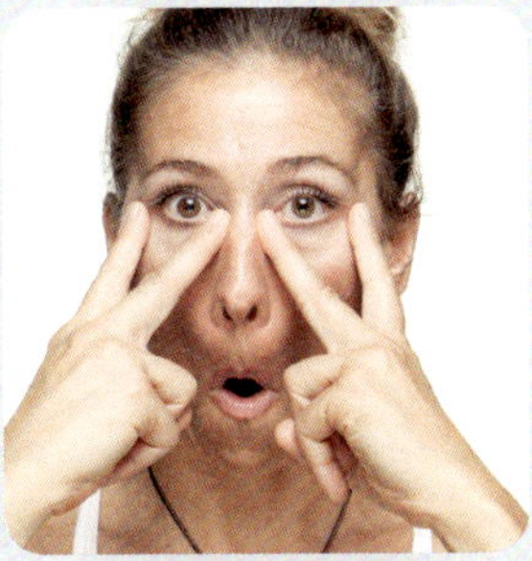

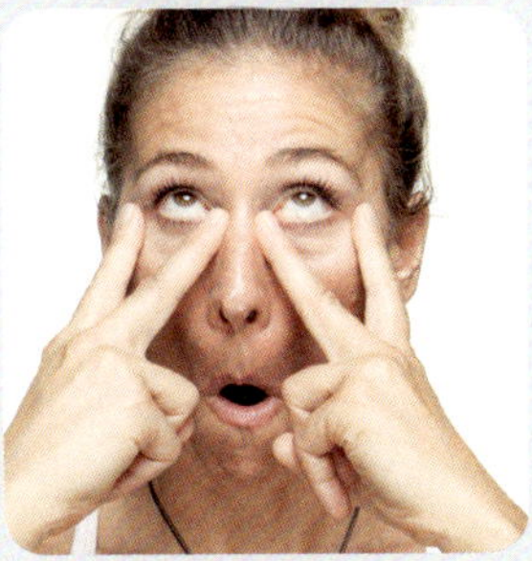

Zypresse
hilft dir, dich auf das Wesentliche zu konzentrieren.

Entspannung für die Augen

So geht´s!

- Platziere beide Mittelfinger an deinen Augenwinkeln.
- Übe mit deinen Fingern sanft Druck auf diese Stelle aus, und halte die Position 5 Sekunden lang. Achte darauf, dass dein Atem währenddessen ruhig und gleichmäßig fließt.
- Klopfe – »tappe« – mit deinen Mittel- und Ringfingern langsam unterhalb deiner Augen von innen nach außen.
- Wiederhole diese Übung 5-mal, entspanne dich, und spüre nach.

Kamille

zieht dich sanft aus seelischen Tieflagen und beruhigt deine Emotionen. Sie fördert deine Intuition und dein Gefühl für die richtigen Entscheidungen.

DAS GESCHENK FÜR DICH

- Die Augenpartie wird geglättet.
- Geschwollenen, müde Augen wirken wieder frisch und glatt.

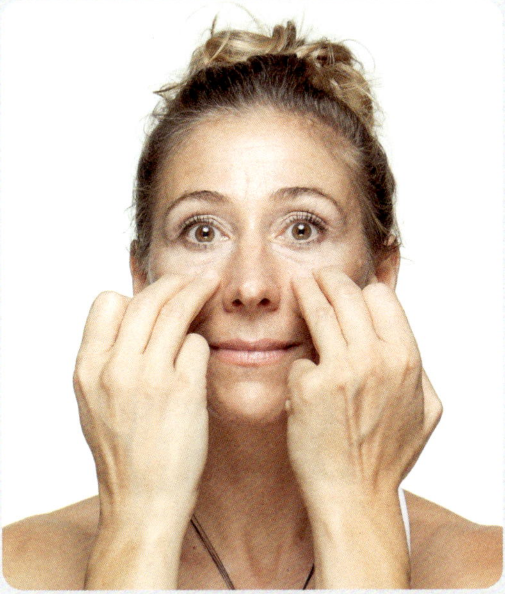

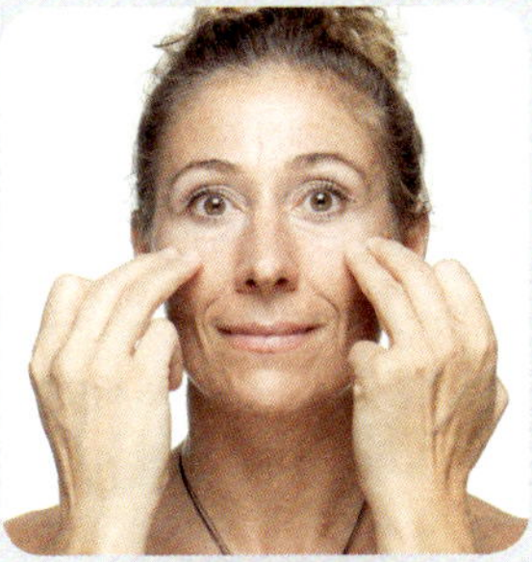

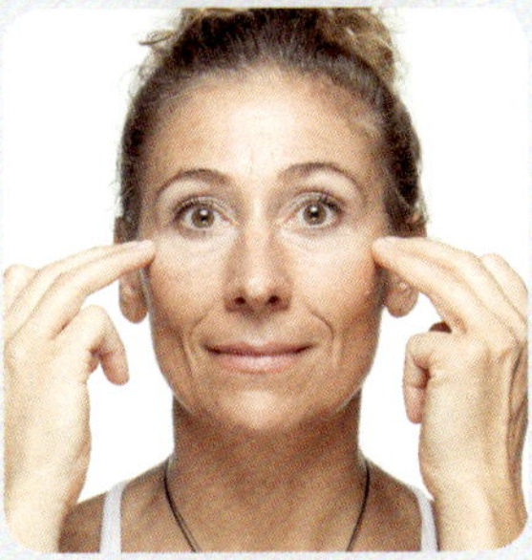

Weihrauch

hilft dir, in stressigen Phasen bei körperlicher und mentaler Erschöpfung wieder besser durchzuatmen und loszulassen, fördert die Konzentration und gibt dir Kraft, Energie sowie Vertrauen in deine eigenen Fähigkeiten.

Zypresse

hilft dir, dich auf das Wesentliche zu konzentrieren.

Frische für die Augen

So geht´s!

- Reibe deine Hände kräftig aneinander, sodass du Wärme zwischen deinen Handflächen erzeugst.
- Positioniere deine Handflächen links und rechts auf deinen Augen, und lege deine Finger schräg übereinander – so werden deine Augen komplett von deinen erwärmten Händen bedeckt. Halte diese Position mindestens 3 Atemzüge lang.
- Stelle dir mit jedem Einatmen vor, wie frische, klare Energie in deine Augen fließt und mit jedem Ausatmen jegliche Müdigkeit, Anspannung oder Unklarheit deinen Körper verlässt.
- Halte deine Schultern unten, und entspanne deinen ganzen Körper.

Myrrhe

schenkt dir Raum für Sinnlichkeit, Freude und inneren Frieden, schützt vor zu vielen äußeren Reizen, stabilisiert deine Nerven und gleicht deine Seele aus.

DAS GESCHENK FÜR DICH

- Die Stirn- und Augenpartie können sich entspannen.
- Du kannst dich leichter zentrieren und innerlich ankommen.

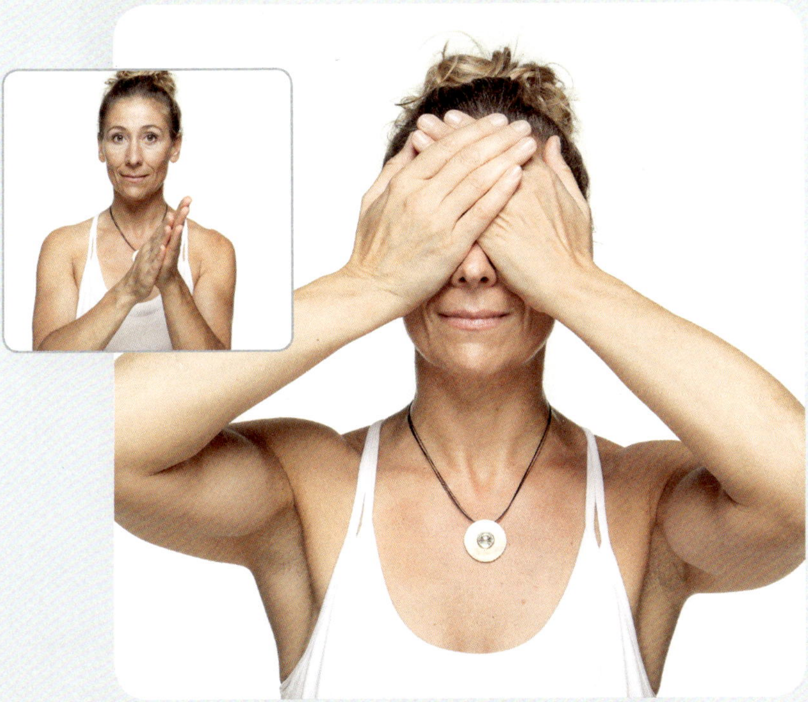

Patschuli

gibt dir Sicherheit, Mut und Energie, um festgefahrene Situationen anzugehen. Dein Pioniergeist wird gestärkt.

Wacholder

gleicht dich aus, löst Emotionen und schützt dich vor negativen Energien.

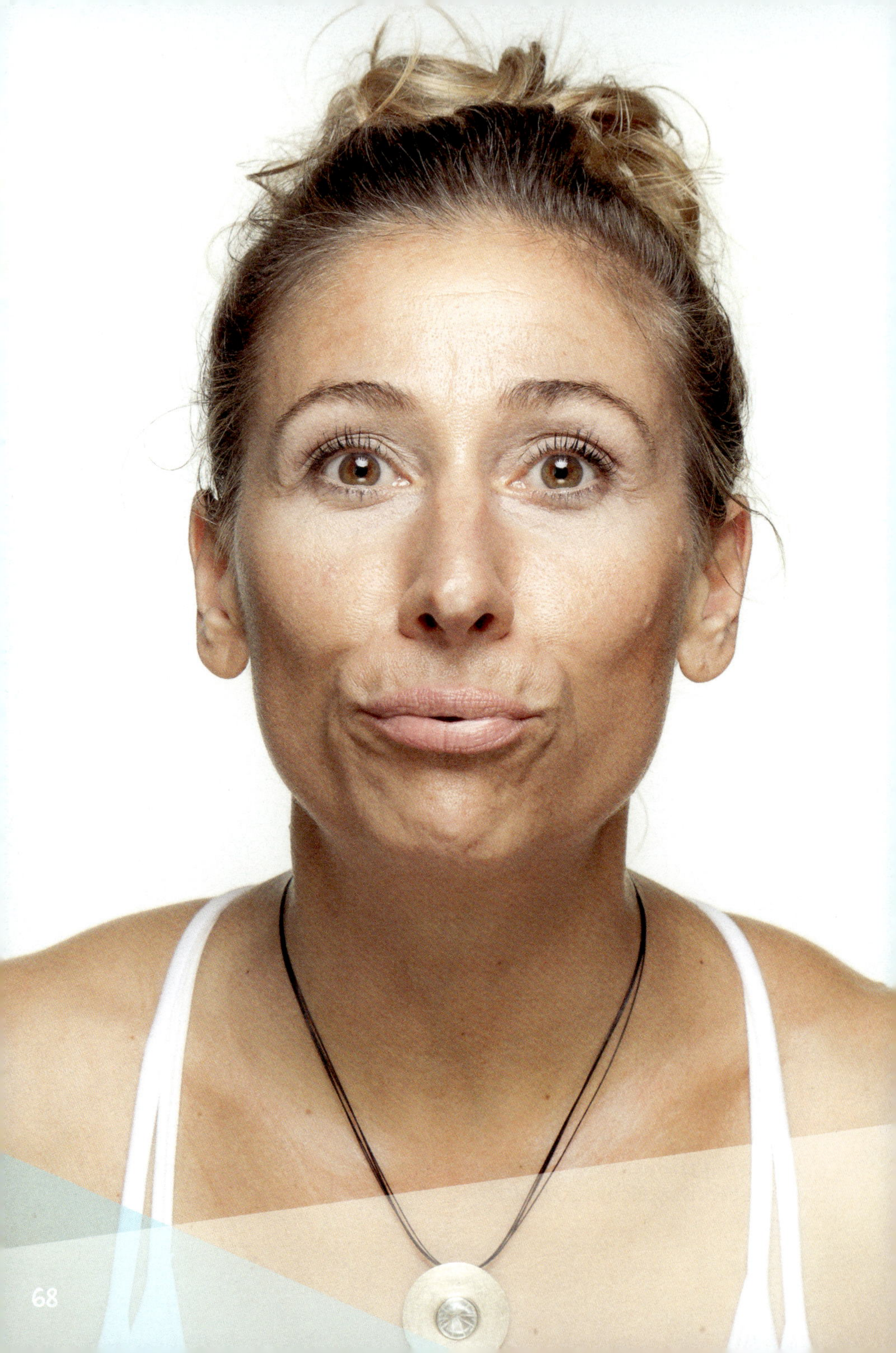

Mund

Trägst du dein Lächeln schon in die Welt hinaus? Wenn nicht, dann wird es höchste Zeit – denn hinter jedem Gesicht verbirgt sich ein strahlendes Lächeln, das wir uns und anderen schenken dürfen.

Neben unserem Alter gibt unser Mund auch Aufschluss darüber, welche Emotionen in unserem Leben Vorrang haben. Wenn unsere Mundwinkel nach unten zeigen, was durchaus mit dem Altern und der ermüdenden Muskulatur einhergehen kann, wirken wir unzufrieden und traurig. Beginnen wir, unseren Mund zu trainieren, sieht unser Gesicht dagegen freundlicher, lebensfroher aus. Wir wirken und fühlen uns attraktiver und jünger.

- Setze dich für alle folgenden Übungen für den Mund gerade auf einen Stuhl oder im Schneidersitz auf den Boden. Halte deinen Nacken und Oberkörper gerade – deine Schultern liegen entspannt unten und streben von den Ohren weg.

- Nur deine Mundpartie sollte in Bewegung sein – halte während des Übens deine anderen Gesichtspartien ganz entspannt, und achte auf einen gleichmäßigen, ruhigen Atemfluss.

- Übe anfangs vor dem Spiegel, und prüfe bei jeder Übung, dass sich deine Mundwinkel auf einer Höhe befinden.

Genießer-Gesicht

So geht´s!

Jetzt heißt es Lächeln – und zwar während der gesamten Übung!

- Lächele, und lasse Freude in dir aufsteigen.
- Strecke deine Zunge heraus, führe sie nach oben, und versuche, deine Nasenspitze zu erreichen. Halte diese Position 3 Sekunden lang.
- Bewege deine Zunge dann langsam nach rechts. Achte darauf, dass deine Zungenspitze weiterhin nach oben zeigt, und halte die Position wieder 3 Sekunden lang.
- Bewege anschließend deine Zunge nach links, und halte die Position erneut 3 Sekunden lang.
- Wiederhole die Übung 3-mal, und spüre anschließend nach.
- Je öfter du diese Übung praktizierst, desto größer ist der Effekt.

Basilikum

bringt neue Kraft und einen klaren Kopf.

Ylang Ylang

ermöglicht dir, dich zu öffnen, loszulassen, zu entspannen und ist ein perfektes Schutzöl gegen negative Energien.

DAS GESCHENK FÜR DICH

- Die Mundwinkel zeigen wieder nach oben.
- Das Gesicht wirkt freundlicher, offener.
- Die Übung schenkt Lebensfreude und macht happy – ein Lift-up, auch für die Seele.

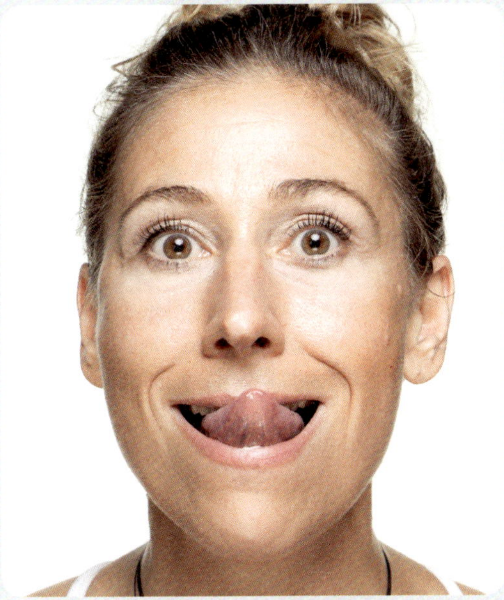

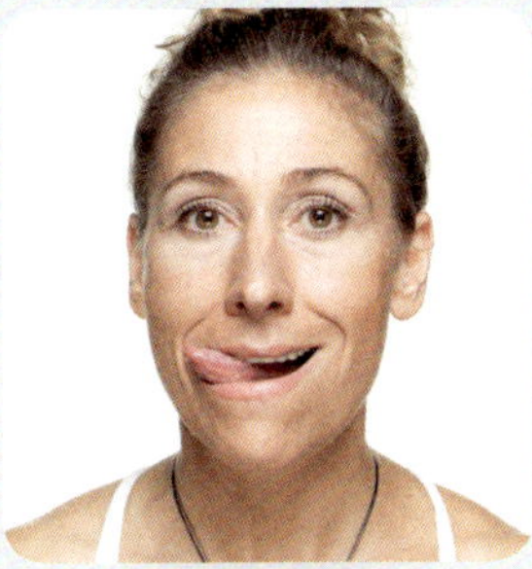

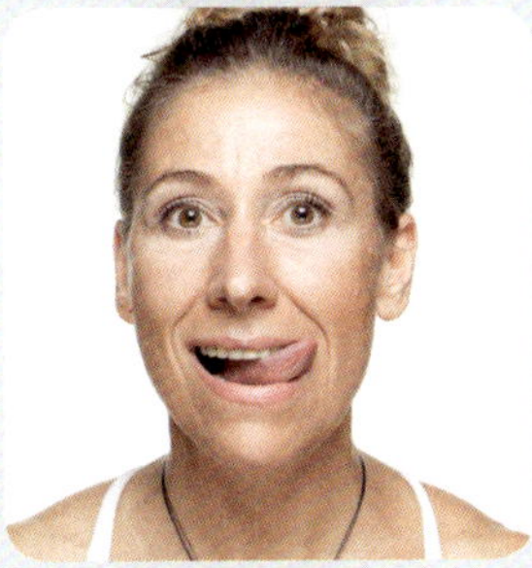

Zitrone

bringt dir Lebensfreude und Klarheit und hilft dir, Entscheidungen zu treffen.

Kreiere dein Lächeln

So geht´s!

- Entspanne ganz bewusst Kinn und Kiefergelenk.
- Bewege deinen Kiefer leicht nach vorn, und rolle deine Unterlippe über deine Zähne.
- Lächele breit und entspannt, und hebe dein Kinn sanft in die Höhe.
- Schiebe deine Zunge bis an den Gaumen, und halte diese Position 10 Sekunden lang. Sollte dir dies am Anfang noch etwas schwerfallen, kannst du die Zunge erst einmal entspannt halten.
- Lockere deinen Kieferbereich anschließend wieder, und entspanne dich einige Atemzüge lang.
- Wiederhole diese Übung 3-mal, und spüre nach.

TIPP:
Zur Lockerung des Kiefers empfehle ich eine Mischung aus Lavendel, Zypresse und Basilikum.

Orange
bringt Leichtigkeit und Freude zurück.

DAS GESCHENK FÜR DICH

- Die Mundwinkel zeigen wieder nach oben.
- Die Wangen werden gekräftigt und angehoben.

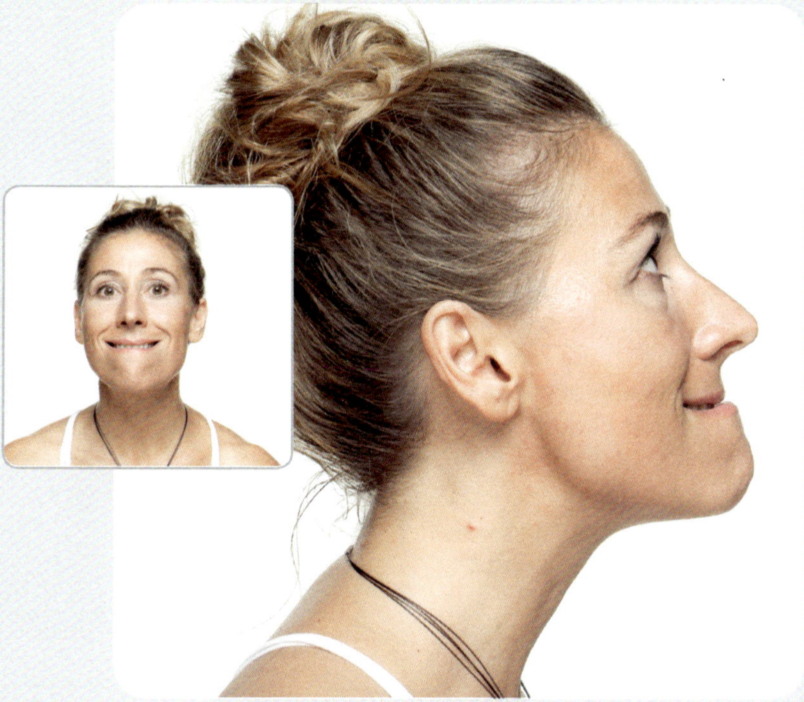

Rose

schenkt dir den Mut, der Weisheit deines Herzens zu folgen.

Zitronengras

fördert die Konzentration und macht wach. Es stärkt deine positive Einstellung und baut dir in festgefahrene Situationen geistige Brücken.

Mund-Symmetrie

So geht´s!

Wenn sich die Übung unangenehm anfühlt, stoppe deine Bewegung, und passe sie an.

- Ziehe deine Ober- und Unterlippe nach innen, sodass nur noch ein schmaler Strich zu sehen ist.
- Plaziere deine Zeigefinger an deinen Mundwinkeln, und ziehe sie leicht nach oben. So formst du deinen Mund symmetrisch.
- Halte deine Mundwinkel oben, und hebe zusätzlich dein Kinn an.
- Führe deinen Kopf mit geradem Nacken leicht nach hinten, und richte deinen Blick zur Decke. Halte diese Position 5 Sekunden lang.
- Führe deinen Kopf mit geradem Nacken wieder nach vorn, und entspanne deine Mundwinkel.
- Wiederhole diese Übung 5-mal, und spüre nach.

Basilikum

bringt neue Kraft und macht einen klaren Kopf.

TIPP: Massiere für mehr Leichtigkeit einen Tropfen auf deinem Nacken ein.

Muskatellersalbei

gibt dir die nötige Gelassenheit. Deine Emotionen können sanft zur Ruhe kommen, und deine Intuition zeigt dir die besten Lösungen in verfahrenen Situationen.

DAS GESCHENK FÜR DICH

- Der Mundbereich wird symmetrischer.
- Kleine Fältchen an der Oberlippe werden verringert.
- Wangen und Mundwinkel werden angehoben.
- Nasalfalten werden reduziert und ausgeglichen.
- Das Lächeln wird natürlich schön und wirkt selbstbewusst.

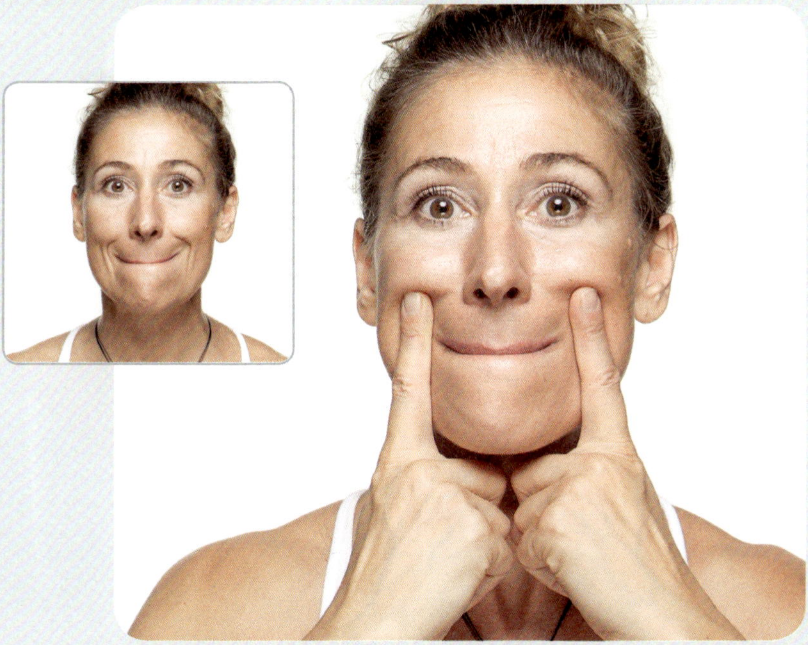

Weihrauch

hilft dir, in stressigen Phasen bei körperlicher und mentaler Erschöpfung wieder besser durchzuatmen und loszulassen, fördert die Konzentration und gibt dir Kraft, Energie sowie Vertrauen in deine eigenen Fähigkeiten.

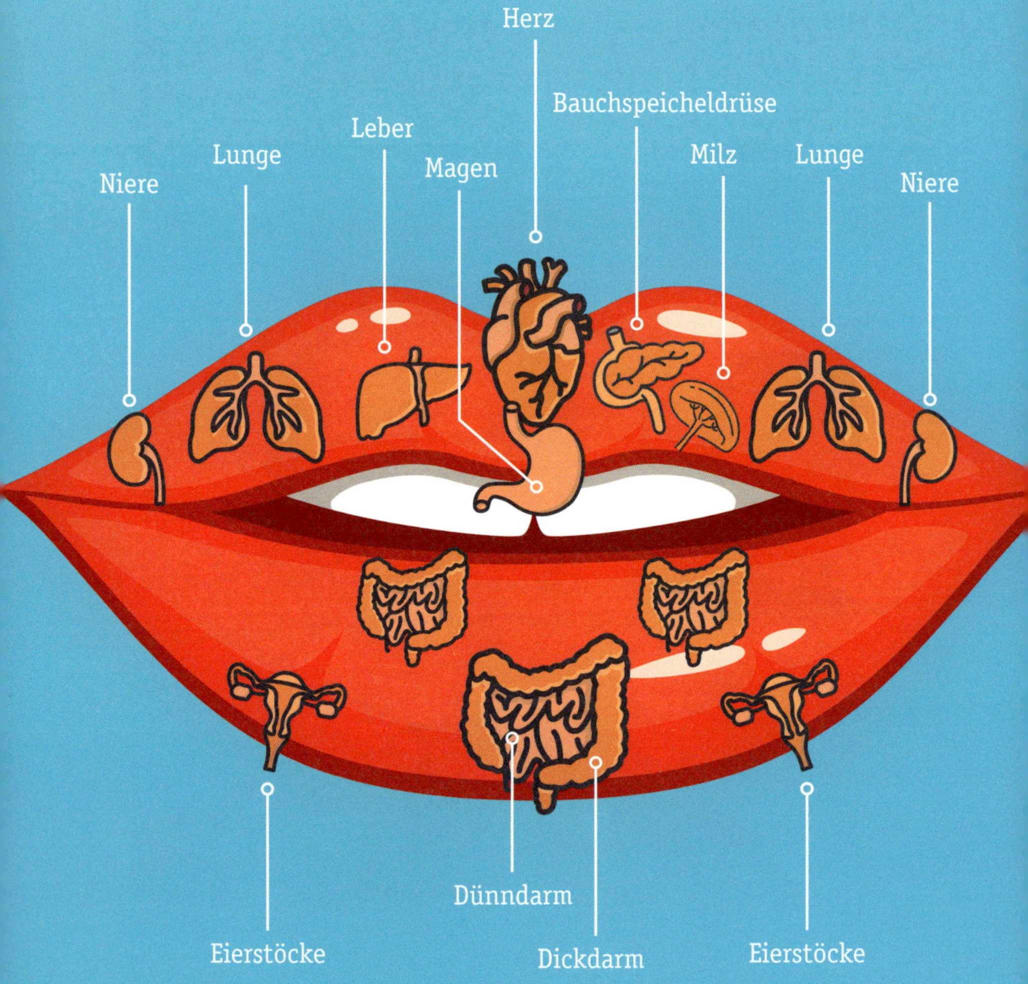
Herz
Bauchspeicheldrüse
Leber
Magen
Milz
Lunge
Lunge
Niere
Niere
Eierstöcke
Dünndarm
Dickdarm
Eierstöcke

Lippen

Mit der Zeit können unsere Lippen an Form, Fülle, Elastizität und Farbe verlieren, denn sie sind immer in Bewegung und haben viele Aufgaben zu erfüllen: sprechen, lächeln, kauen, küssen …

Mit den folgenden Übungen kannst du dir spielend leicht selbst wieder zu glatten, straffen und vollen Lippen verhelfen. Und nicht nur das: Die Lippen weisen Reflexzonen auf, durch deren Stimulation bestimmte Bereiche des Körpers gestärkt werden können.

- Setze dich für die folgenden Übungen gerade auf einen Stuhl oder im Schneidersitz auf den Boden. Halte deinen Nacken und Oberkörper gerade – deine Schultern liegen entspannt unten und streben von den Ohren weg.
- Nur deine Lippenpartie sollte in Bewegung sein – halte während des Übens deine anderen Gesichtspartien ganz entspannt, und achte auf einen gleichmäßigen, ruhigen Atemfluss.
- Übe anfangs vor dem Spiegel, und prüfe bei jeder Übung, dass sich deine Mundwinkel auf einer Höhe befinden.

Kussmund

So geht´s!

- Hebe dein Kinn etwas an.
- Spitze kraftvoll deine Lippen, und halte diese Position.
- Schließe deine Augen und entspanne bewusst deine Stirn.
- Stelle dir vor, du würdest eine Kerze auspusten, atme tief ein, und stoße 5-mal hintereinander beim Ausatmen Luft aus, ohne dabei die Spannung in deinen Lippen zu verändern.
- Wiederhole diesen Vorgang 5 Atemzüge lang, und entspanne anschließend deine Lippenpartie.
- Lächle, und spüre nach, wie sich deine Lippen anfühlen und was sich verändert hat.

Jasmin

erinnert dich an Lebensfreude, Sinnlichkeit, Erotik, Weiblichkeit und pures Frau-Sein und hilft, tiefe seelische Verspannungen zu lösen und deine Stimmung zu heben.

TIPP: Wende das Öl auf Hals und Dekolleté an.

DAS GESCHENK FÜR DICH

- Der Bereich um die Lippen wird gestärkt und gefestigt.
- Die Lippen werden neu geformt und erhalten wieder mehr Farbe.

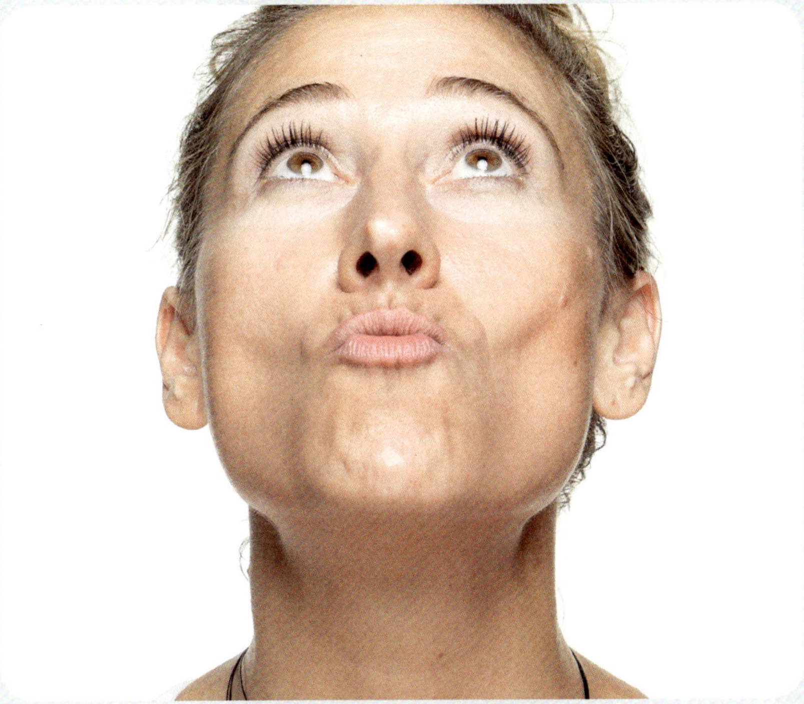

Copaiba

ist ein seelisches Lift-up aus jeder Situation.

TIPP: Wende das Öl um den Mund herum an.

Zitronengras

fördert die Konzentration und macht wach. Es stärkt deine positive Einstellung und baut dir in festgefahrenen Situationen geistige Brücken.

Der Lippenbooster

So geht´s!

Entspanne dich, je lockerer du bist, desto leichter werden sich deine Lippen bewegen.

- Halte deinen Mund geschlossen, und nimm einen tiefen Atemzug. Achte darauf, dass deine Lippen so entspannt wie möglich sind.
- Lasse die Luft anschließend so langsam wie möglich mindestens 10 Sekunden lang durch deine geschlossenen Lippen entweichen. Deine Lippen sollten dabei ununterbrochen vibrieren – und du dich wie ein Propeller anhören. Erinnere dich an deine Kindheit, oder schaue Kindern zu – sie haben diese Technik meist perfektioniert. Das Motto ist »Leichtigkeit«!
- Wiederhole diese Übung 3-mal.

Copaiba

ist ein seelisches Lift-up aus jeder Situation.
TIPP: Massiere deine Lippen mit dem Öl.

Immortelle/Strohblume

hilft dir, dich auf neue Situationen einzulassen und diese durchzustehen. »Seelische Knoten« können leichter erkannt und gelöst werden.

DAS GESCHENK FÜR DICH

- Unscheinbare Lippen werden zum Leben erweckt – sie bekommen mehr Fülle und eine rosige Farbe.
- Die Übung hilft dir im wahrsten Sinne des Wortes »Luft abzulassen«.

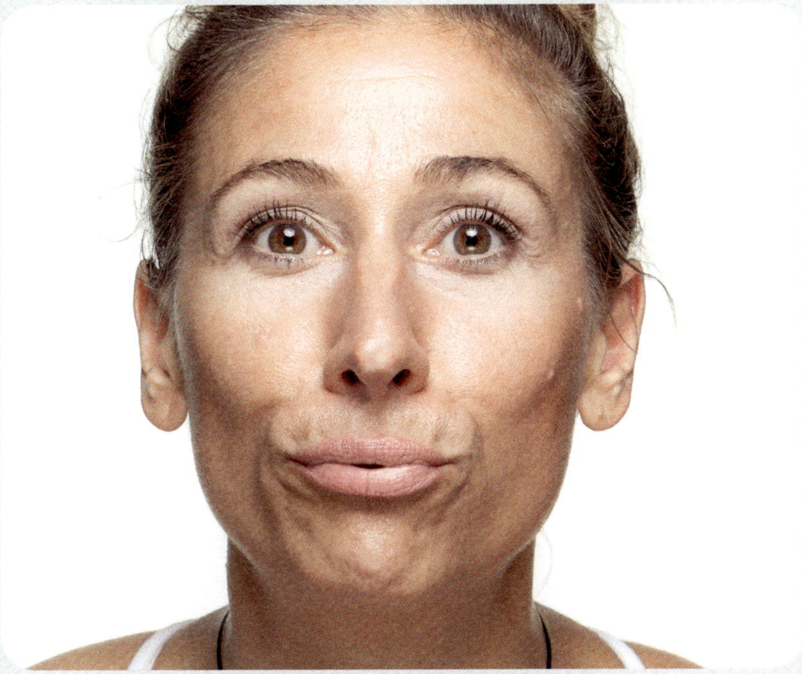

Salbei

schenkt dir Motivation und Kraft, hilft dir, Scheuklappen abzulegen und befreit deine Kehle.

TIPP: Inhaliere das Öl, und sprich die Affirmation, um dich innerlich aufzurichten.

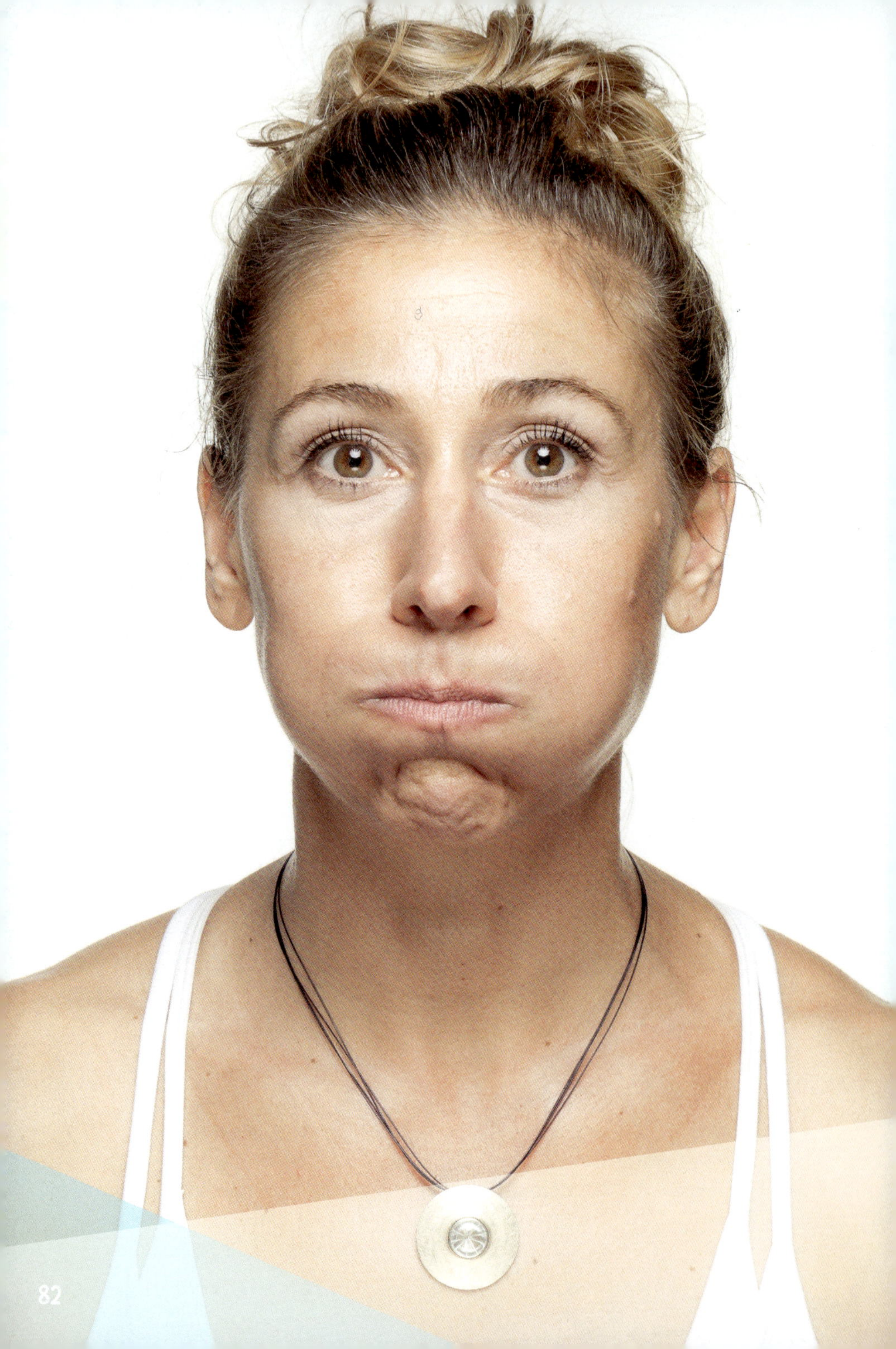

Nasalfalten

Die Nasalfalten werden auch »Lachfalten« genannt. Sie laufen an den Seiten des Mundes entlang. Bereits in unseren Zwanzigern bemerken wir hier meist schon kurze Linien, selbst, wenn wir nicht lächeln. Wenn wir altern, erschlaffen unsere Wangenmuskeln, was verstärkt zu Fett und überschüssiger Haut an den Wangen führen kann. Nasalfalten werden tiefer und länger und können schließlich bis zum Mundwinkel reichen.

Mit den folgenden Posen arbeiten wir daran, die Wangenmuskulatur von innen nach außen wieder zu strecken und zu heben.

- Setze dich dafür gerade auf einen Stuhl oder im Schneidersitz auf den Boden. Halte deinen Nacken und Oberkörper gerade – deine Schultern liegen entspannt unten und streben von den Ohren weg.
- Achte während des Übens darauf, dass besonders deine Stirn und dein Kiefer ganz entspannt sind und dein Atem ruhig und gleichmäßig fließt.

Big »O«

So geht´s!

- Öffne deinen Mund, und forme ein »O«. Drücke dabei deine Oberlippe an deine Vorderzähne.
- Nimm die intensive Dehnung um Mund und Nase wahr, und achte darauf, deine Gesichtsmuskeln vom Mundbereich bis hin zu deinen Augen zu spüren.
- Halte diese Position 5 Sekunden lang, und entspanne dein Gesicht anschließend wieder.
- Wiederhole die Übung 3-mal.
- Spüre anschließend nach, atme, und genieße die gesteigerte Durchblutung in deinem Gesicht.

Basilikum

bringt neue Kraft und einen klaren Kopf.

Geranie

schenkt dir Hingabe und Geduld, hilft dir bei der Annahme der Situation und weckt deine Neugier auf Unbekanntes.

DAS GESCHENK FÜR DICH

- Die Durchblutung im gesamten Gesicht wird angeregt.
- Das Gesicht fühlt sich entspannter an.
- Die Nasalfalten werden geglättet.

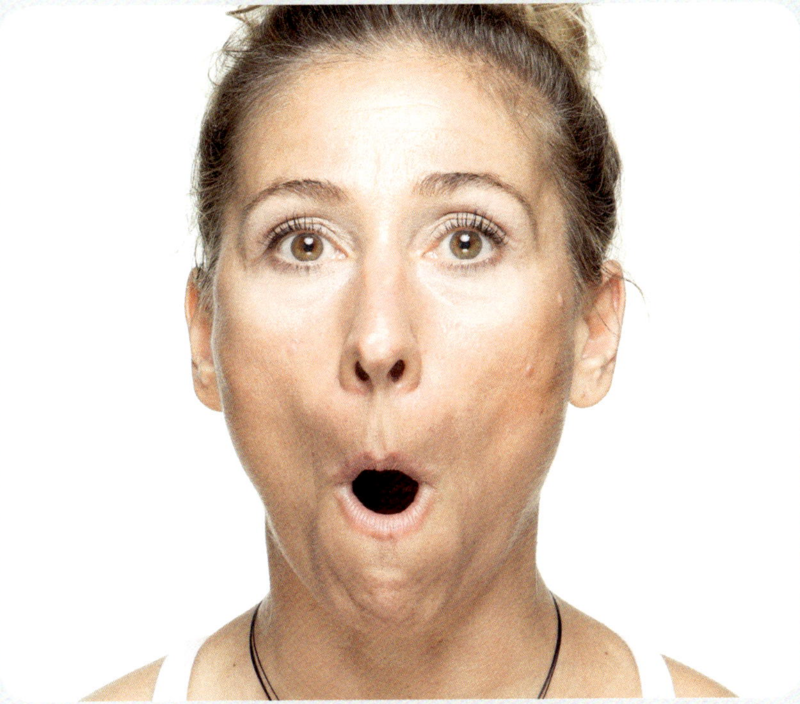

Weihrauch

hilft dir, in stressigen Phasen bei körperlicher und mentaler Erschöpfung wieder besser durchzuatmen und loszulassen, fördert die Konzentration und gibt dir Kraft, Energie sowie Vertrauen in deine eigenen Fähigkeiten.

Schmeichler

So geht´s!

Bei dieser Übung ist es wichtig, bewusst und achtsam vorzugehen. Je langsamer du die Übung machst, desto besser wird das Resultat.

- Halte deine Gesichtsmuskulatur ganz locker. Schließe fest deine Lippen, und fülle deinen ganzen Mundraum mit Luft.
- Schiebe die Luft nach vorn zu deinen Zähnen, und halte sie dort für 5 Sekunden. Achte darauf, dass sie nicht durch deine Lippen entweicht. Deine Zähne und dein Kiefer sollten entspannt sein. Spüre die intensive Dehnung.
- Leite die Luft dann in deine rechte Wangentasche, und halte sie auch hier wieder 5 Sekunden lang. Anschließend folgt die linke Wangentasche.
- Schiebe nun die Luft nach oben zu deinen oberen Schneidezähnen unter die Oberlippe, und halte die Position wieder für 5 Sekunden. Anschließend folgen die unteren Schneidezähne.
- Mache diese Übung 3-mal.
- Spüre, wie entspannt sich dein Gesicht nun anfühlt.

Muskatellersalbei

gibt dir die nötige Gelassenheit. Deine Emotionen können sanft zur Ruhe kommen, und deine Intuition zeigt dir die besten Lösungen in verfahrenen Situationen.

DAS GESCHENK FÜR DICH

- Das Gesicht wird entspannter.
- Die Nasalfalten werden geglättet und verringert.
- Kleine Fältchen um den Mund herum werden geglättet.

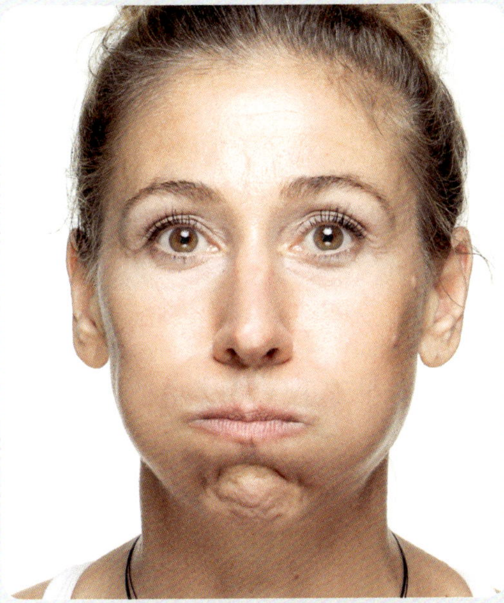
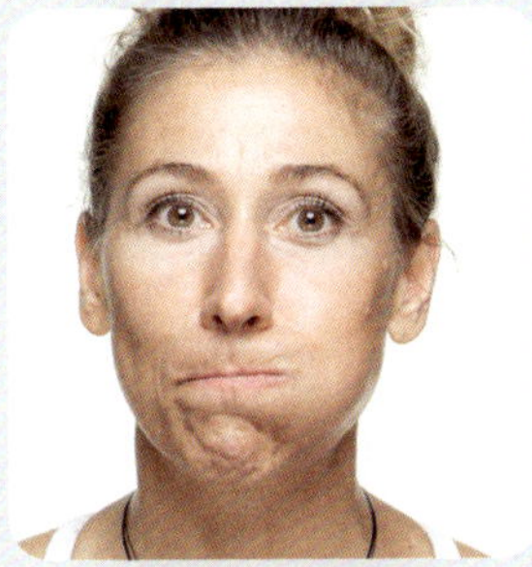
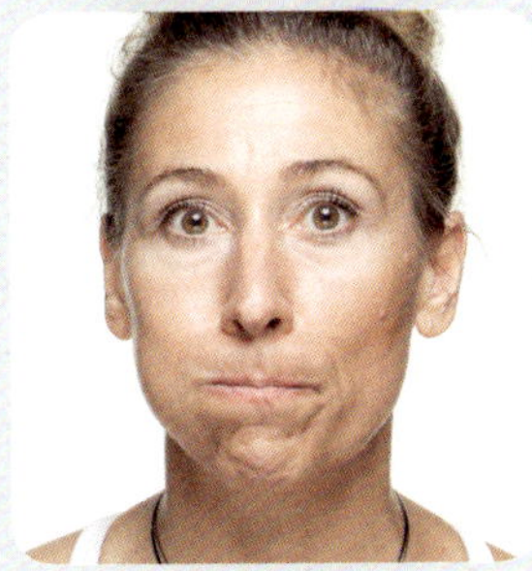

Myrrhe

schenkt dir Raum für Sinnlichkeit, Freude und inneren Frieden, schützt dich vor zu vielen äußeren Reizen, stabilisiert deine Nerven und sorgt für seelisches Gleichgewicht.

Ylang Ylang

ermöglicht dir, dich zu öffnen, loszulassen, zu entspannen und ist ein perfektes Schutzöl gegen negative Energien.

Zungenrolle

So geht´s!

Achte während des Übens auf Spannungen und Verhärtungen im Bereich des Hinterkopfes, des Halses oder der Wangen. Diese werden sich während der Übung lösen.

- Drücke deine Zunge kraftvoll in die rechte Innenseite deiner Wange. Achte während der gesamten Übung besonders darauf, den Atem frei fließen zu lassen.
- Lasse nun deine Zunge im Uhrzeigersinn in einer Kreisbewegung 3-mal langsam den inneren Bereich deines Mundes vor deinen Zähnen entlanggleiten, während du bis 5 zählst.
- Atme aus, und spüre für einen Moment nach.
- Wiederhole die Übung, und bewege deine Zunge nun 3-mal gegen den Uhrzeigersinn.
- Spüre anschließend nach, und nimm wahr, auf welche Bereiche deines Körpers sich die Übung auswirkt.

Basilikum

bringt neue Kraft und einen klaren Kopf.

Lavendel

vermittelt Geborgenheit, beruhigt deine Nerven und hilft zu transformieren.

DAS GESCHENK FÜR DICH

- Die Mundpartie wird gefestigt und gestärkt.
- Spannungen um Mund- und Wangenpartie werden gelöst.
- Nasalfalten werden reduziert und neuen Falten wird vorgebeugt.

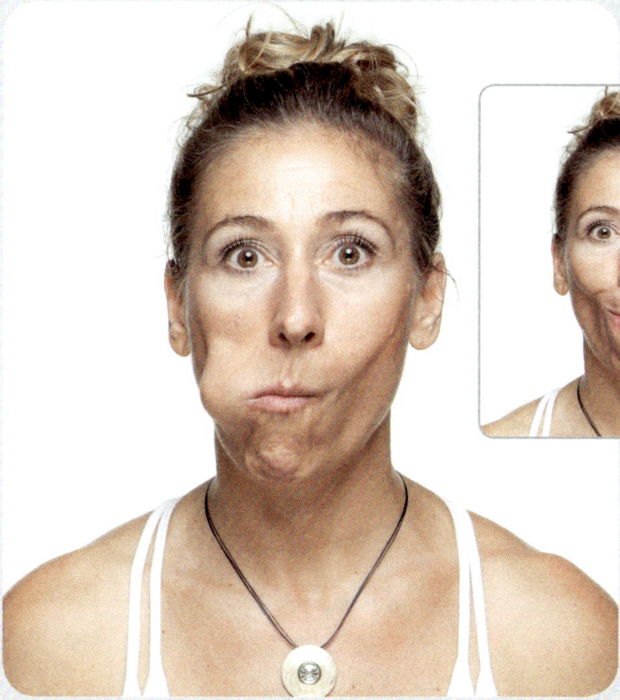

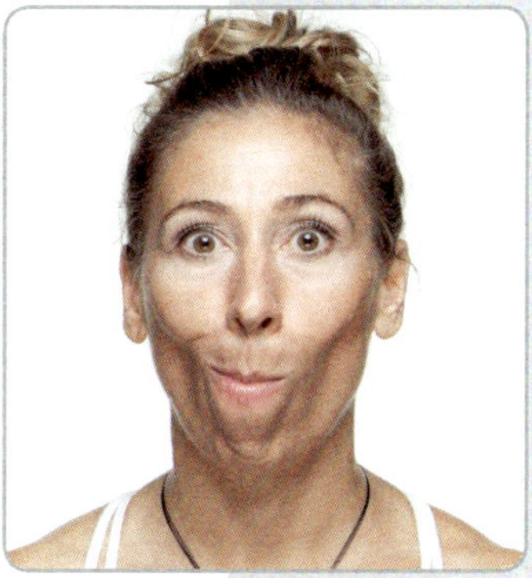

Zedernholz

schützt dich vor negativen Energien und deiner Wirbelsäule Stabilität und schenkt dir die Möglichkeit der Neuausrichtung.

TIPP: Trage ein paar Tropfen auf deinen unteren Rücken auf.

Hals und Kiefer

Der Bereich von Hals und Kiefer macht unsere täglichen Gewohnheiten sichtbar wie das Senken unseres Kopfes durch die Nutzung von Handys und PCs oder durch häufige, intensive Gartenarbeit. Wenn wir hier keine ausgleichenden Bewegungen machen, wird der Alterungsprozess beschleunigt.

Bewusst den Bereich von Hals und Kiefer regelmäßig zu trainieren, hat große Vorteile:

- Die Nackenmuskulatur wird gestärkt und gestrafft.
- Spannung und Stress in diesem Bereich werden reduziert.
- Es wird eine schöne Kontur geformt, und das unliebsame Doppelkinn verschwindet.

Dabei spielt auch die Zunge eine wichtige Rolle. Sie ist ein großer Muskel, der fast 10 cm lang ist und bis in den Hals hineinreicht. Wenn du deine Zunge trainierst, wirst du den Innenbereich deines Halses neu entdecken. Besonders Schnarcher und ihre Lebensgefährten profitieren davon, wenn jene die Zunge trainieren.

Kurze Übungen für die Zunge:

1. Presse deine Zunge fest an den Gaumen. Je geübter dein Zungenmuskel ist, desto leichter fällt dies.
2. Strecke deine Zunge so weit wie möglich raus.

- Setze dich für alle folgenden Übungen für den Bereich von Hals und Kiefer gerade auf einen Stuhl oder im Schneidersitz auf den Boden. Halte deinen Nacken und Oberkörper gerade – deine Schultern liegen entspannt unten und streben von den Ohren weg.
- Entspanne besonders deine Stirn, und kontrolliere dies im Zweifelsfall vor einem Spiegel.
- Solltest du im Bereich von Hals, Nacken und Kiefer eingeschränkt sein, höre genau zu, was dir dein Körper sagt. Es soll sich gut anfühlen. Sollte dein Nacken während des Übens schmerzen oder sich unangenehm anfühlen, mache die Übung sanfter und langsamer.
- Achte auf einen gleichmäßigen, ruhigen Atemfluss.

Schwanenhals

So geht´s!

- Halte deine Wirbelsäule gerade, und drehe deinen Kopf im 45-Grad-Winkel nach rechts. Der Winkel ist sehr wichtig, um das beste Resultat zu erzielen.
- Verstärke die Dehnung auf deiner linken Seite, indem du den Kopf ganz leicht anhebst, und deinen Mund weit nach rechts verziehst. Richte deinen Blick nach oben. Spüre 5 Sekunden in diese Position hinein.
- Bewege deinen Kopf wieder vorsichtig in die Mitte, und drehe ihn im 45-Grad-Winkel nach links. Hebe auch hier wieder den Kopf leicht an, und verziehe deinen Mund weit nach links.
- Löse die Position nach 5 Sekunden, und drehe deinen Kopf wieder vorsichtig in die Mitte.
- Wiederhole diese Übung 3-mal.

TIPP:
Wende eine Mischung der folgenden Öle auf Hals und Dekolleté an.

Lavendel

vermittelt Geborgenheit, beruhigt deine Nerven und hilft zu transformieren.

DAS GESCHENK FÜR DICH

- Kinn und Hals werden gestrafft.
- Einem Doppelkinn wird vorgebeugt bzw. ein bestehendes wird reduziert.
- Der Kopf wird besser durchblutet.

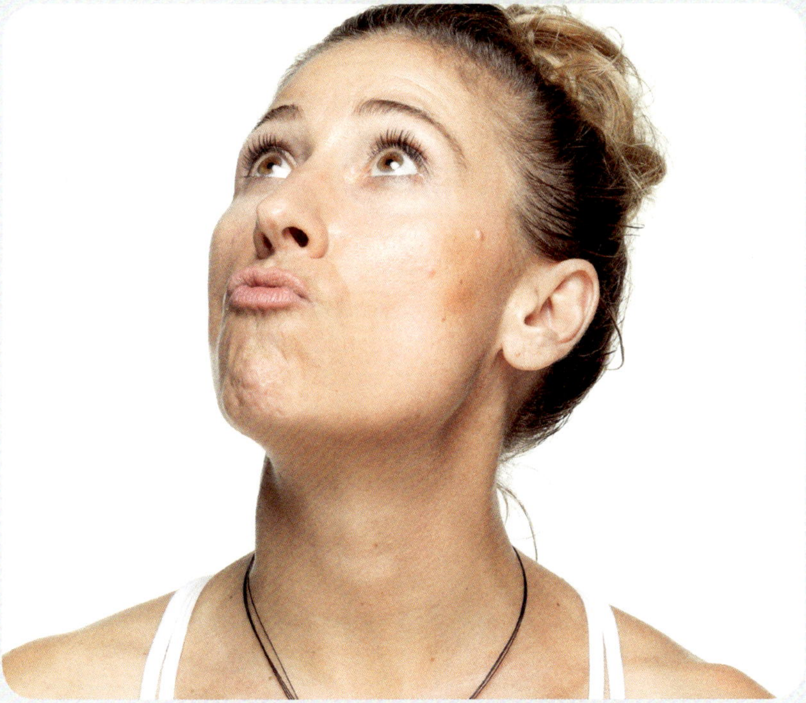

Wacholder

gleicht dich aus, löst Emotionen und ist ein guter Schutz vor negativen Energien.

Zypresse

hilft dir, dich auf das Wesentliche zu konzentrieren.

Zungenstrecker

So geht´s!

- Halte deine Wirbelsäule gerade, und neige deinen Kopf so weit es geht nach rechts zur Seite, ohne dass du deine linke Schulter anheben musst.
- Strecke deine Zunge so weit wie möglich nach rechts raus in Richtung Boden.
- Halte diese Position für 5 Sekunden, und gehe anschließend wieder zurück in deine Ausgangsposition. Wiederhole diese Übung 3-mal.
- Neige dann deinen Kopf so weit wie möglich zur linken Seite, und schiebe deine Zunge weit nach links raus in Richtung Boden.
- Halte die Position wieder für 5 Sekunden, und gehe dann zurück in deine Ausgangsposition. Wiederhole die Übung auch auf dieser Seite 3-mal.
- Atme anschließend ruhig und tief, und spüre nach.

Basilikum
bringt neue Kraft und einen klaren Kopf.

Salbei
schenkt dir Motivation und Kraft, hilft dir, Scheuklappen abzulegen und befreit deine Kehle.

DAS GESCHENK FÜR DICH

- Der Hals wird gedehnt und geformt.
- Die Schultern werden entspannt.

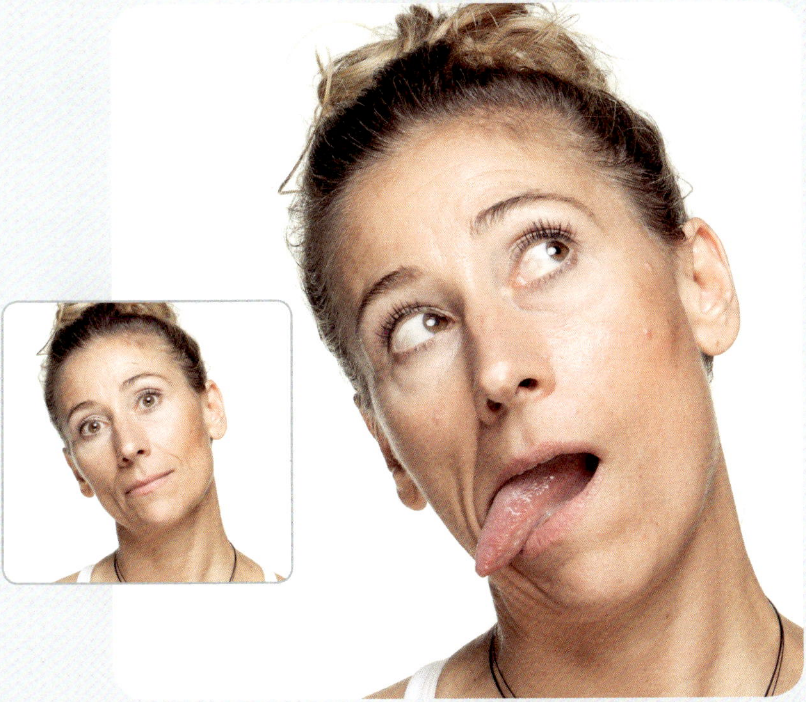

Zypresse

hilft dir, dich auf das Wesentliche zu konzentrieren.

Hals-und-Kiefer-Shape

So geht´s!

- Halte deine Brust und deine Schultern weit geöffnet, und hebe dein Kinn etwas an.
- Öffne leicht deinen Mund, und ziehe deine Mundwinkel gleichmäßig zu beiden Seiten nach außen in einer starken Grimasse. Spanne dabei deinen Unterkiefer fest an, und spüre, wie deine Hals- und Brustmuskeln aktiviert werden.
- Ziehe deine Schulterblätter nach unten, und schiebe dein Kinn leicht nach vorn.
- Sprich beim Ausamten den Laut »HEEE« aus. Atme auf diese Weise 10-mal ein und aus. Mache anschließend eine kurze Pause.
- Wiederhole die Übung 3-mal.

Jasmin

erinnert dich an Lebensfreude, Sinnlichkeit, Erotik, Weiblichkeit und pures Frau-Sein und hilft, tiefe seelische Verspannungen zu lösen und deine Stimmung zu heben.

TIPP: Wende das Öl auf Hals und Dekolleté an.

DAS GESCHENK FÜR DICH

- Die Halsmuskulatur wird gestärkt und gestrafft.
- Das Dekolleté erfährt ein sanftes Lift-up.
- Einem Doppelkinn wird vorgebeugt.

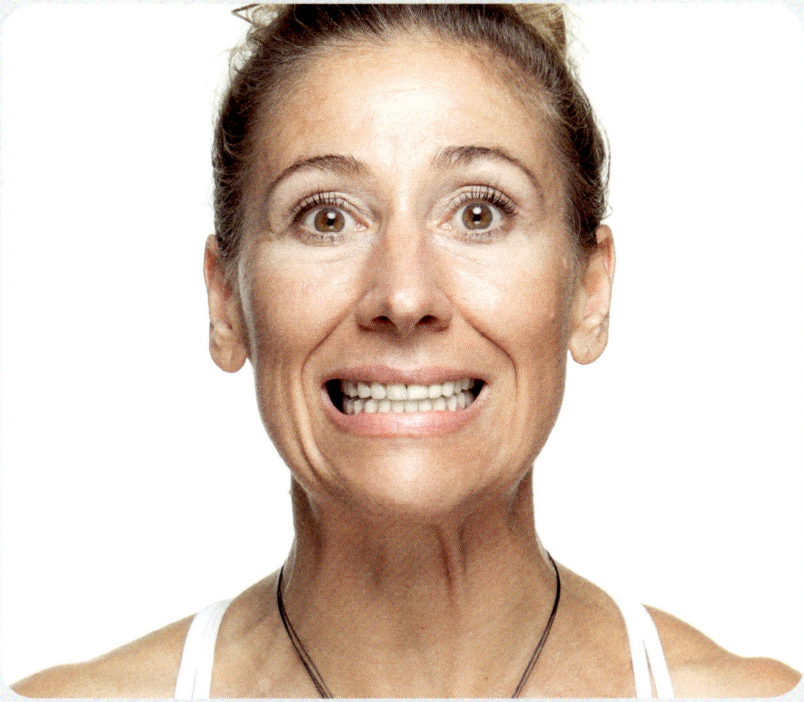

Salbei

schenkt dir Motivation und Kraft, hilft dir, Scheuklappen abzulegen und befreit deine Kehle.

Teebaum

schenkt dir Vitalität, Energie und Lebensfreude und stärkt dein Nervensystem.
TIPP: Trage das ätherische Öl auf dein Schlüsselbeingrübchen auf, und massiere es im Uhrzeigersinn ein.

Doppelkinn-Lift-up

So geht´s!

Atme währen der Übung durch die Nase. Wenn dir dies schwerfällt, atme erst einmal durch den Mund.

- Öffne weit deine Schultern und deine Brust, und ziehe deine Schulterblätter nach unten.
- Neige deinen Kopf so weit es geht nach hinten. Achte darauf, dass deine Wirbelsäule gerade bleibt. Richte deinen Blick zur Decke, und fühle die Dehnung in deiner vorderen Halspartie.
- Schiebe deine Zunge weit nach oben über deine Oberlippe, und halte die Position 2 Atemzüge lang.
- Lasse deine Zunge langsam zur linken Seite wandern, verharre 2 Atemzüge lang in dieser Position, und bewege deine Zunge dann zur rechten Seite.
- Mache diese Übung 3-mal. Gehe anschließend wieder in die Ausgangsposition, entspanne deinen Nacken und deine Zunge, und spüre nach.

Jasmin

erinnert dich an Lebensfreude, Sinnlichkeit, Erotik, Weiblichkeit und pures Frau-Sein und hilft, tiefe seelische Verspannungen zu lösen und deine Stimmung zu heben.

DAS GESCHENK FÜR DICH

- Nacken und Kiefer werden definiert.
- Ein Doppelkinn wird reduziert bzw. verhindert.

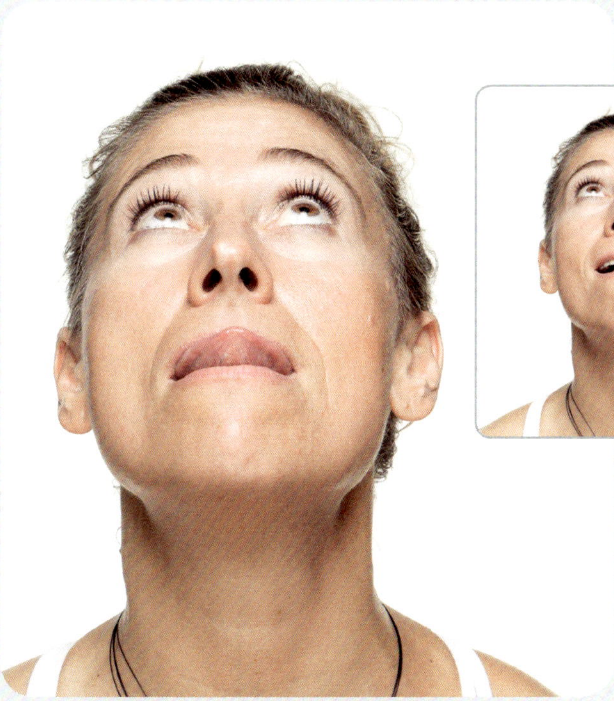

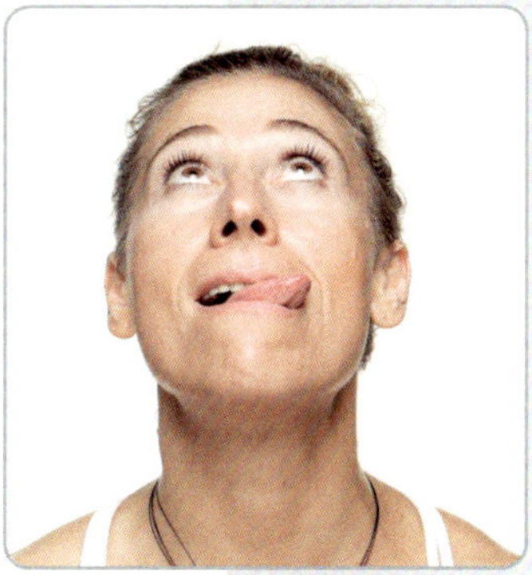

Zitrone

bringt dir Lebensfreude und Klarheit und hilft dir, Entscheidungen zu treffen.

Zypresse

unterstützt dich darin, dich auf das Wesentliche zu konzentrieren.

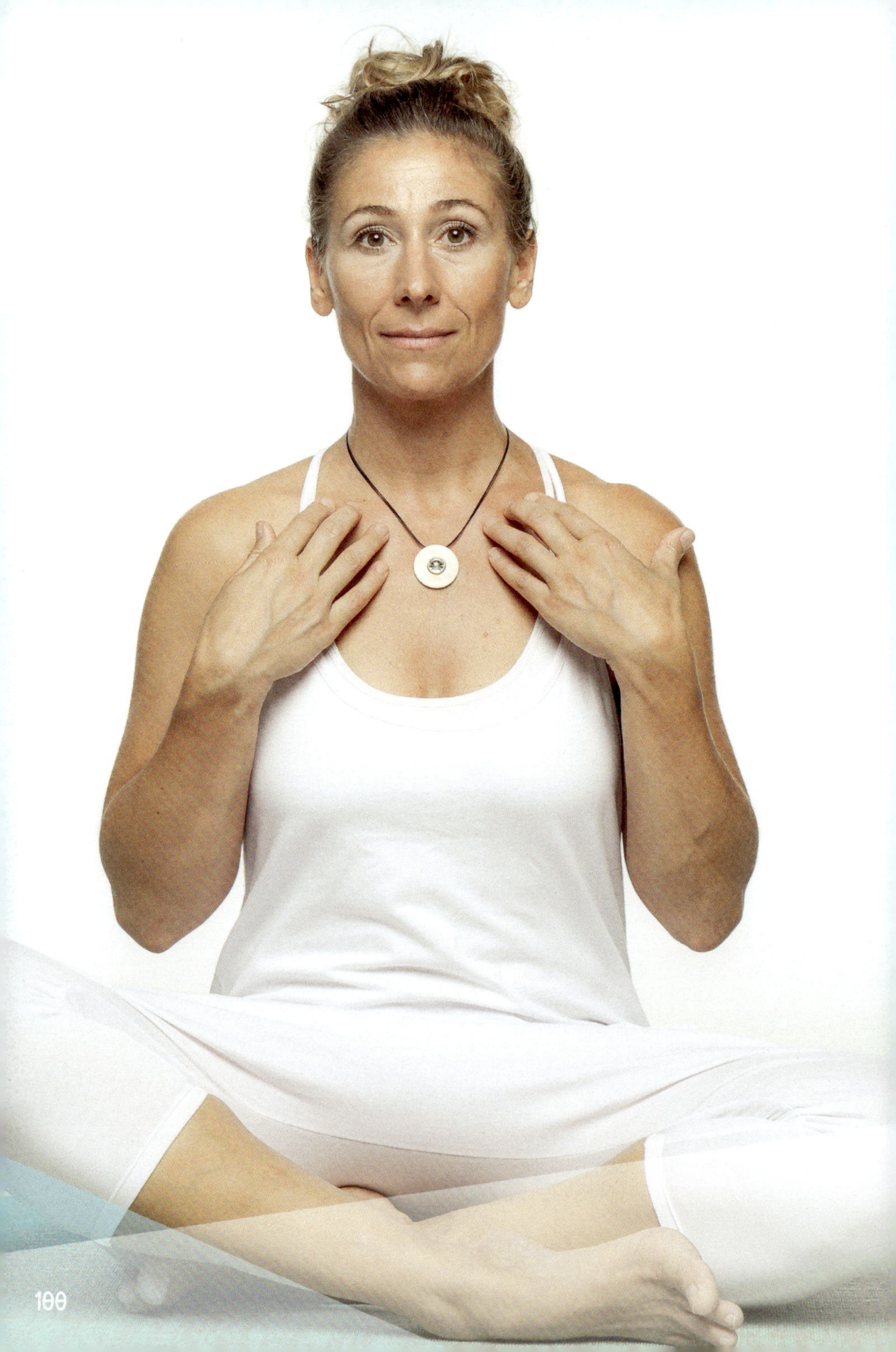

Cool-down

Dies ist ein wichtiges Ritual zum Schluss jeder Face-Yoga-Einheit. Hier geht es um deine Wertschätzung, darum, in dich hineinzuspüren, dich zu beruhigen und zu zentrieren und alles loszulassen, was du nicht mehr brauchst. Besonders effektiv ist diese Übung vor dem Schlafengehen – auch ohne ein vorheriges Training –, um den Tag zu verabschieden. Du wirst auf mentaler Ebene gereinigt und kannst ganz in deinen Körper gehen. Bei regelmäßiger Anwendung schärfst du deine Wahrnehmung für dich und deinen Körper.

- Achte während der Übung auf deinen Atem, lasse ihn ruhig und gleichmäßig fließen. Atme Spannung und Verhärtungen sanft aus deinem Körper hinaus, und spüre, was durch deine Berührung alles in deinem Körper in Bewegung kommt.

Tapping

So geht´s!

Setze dich aufrecht und bequem auf einen Stuhl oder im Schneidersitz auf den Boden. Halte deinen Rücken gerade und deine Brust weit geöffnet.

- Starte das Tapping auf deiner Kopfmitte. Klopfe leicht mit den Fingerspitzen der Mittel- und Zeige- oder Ringfinger beider Hände für 10 Sekunden entlang deines Scheitels. Achte darauf, dass du nicht mit deinen Nägeln arbeitest.

- Führe langsam deine Hände links und rechts vom Scheitel weg, während du weiterklopfst. Klopfe 10 Sekunden lang auf deine Kopfhaut.

- Achte darauf, beim Wechsel der Handpositionen eine fließende Bewegung zu bewahren und das Klopfen nicht zu unterbrechen, sofern es nicht durch einen Positionswechsel erforderlich ist.

- Führe deine Hände wieder Richtung Scheitel.

- Klopfe 10 Sekunden lang auf diese Stelle.

- Bewege deine Hände langsam über die Seiten deines Kopfes bis hinunter zu deinem Schädelansatz.

- Klopfe 10 Sekunden lang auf diese Stelle.

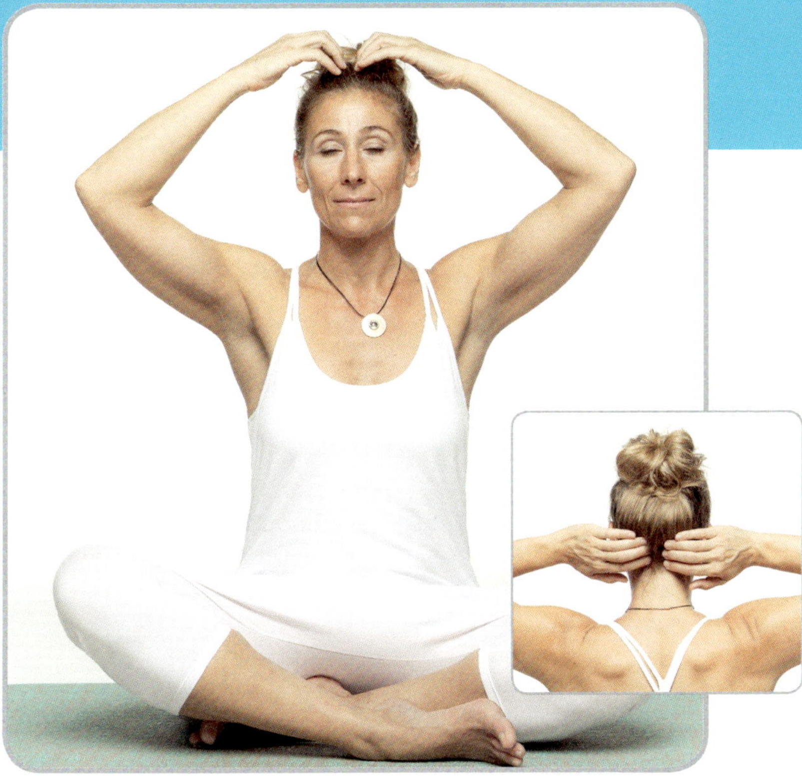

- Bewege deine Hände anschließend klopfend über die Seiten deines Kopfes zurück zum Scheitel.
- Klopfe 10 Sekunden lang auf diese Stelle.
- Gehe von hier hinunter zu deiner Stirnmitte.
- Klopfe 10 Sekunden lang auf diese Stelle.

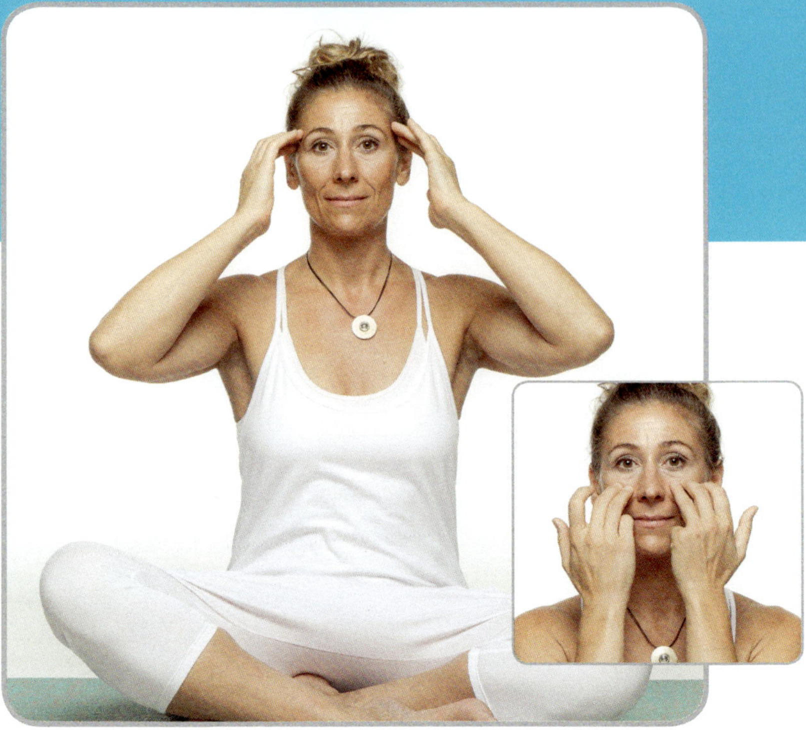

- Bewege deine kleinen Finger, deine Ring- und Mittelfinger von der Mitte deiner Stirn aus klopfend links und rechts zu deinen Stirnaußenseiten.
- Klopfe 5 Sekunden lang auf diese Stelle.
- Löse deine Finger von deinem Gesicht, setze sie wieder auf die Stirnmitte, und wiederhole die Bewegung nach außen.
- Positioniere nun deine Ring- und Mittelfinger unter deine Augen oberhalb deiner Wangenknochen, und klopfe 5 Sekunden lang langsam von innen nach außen.
- Löse deine Finger von deinem Gesicht, setze sie wieder unter deine Augen oberhalb deiner Wangenknochen, und klopfe erneut 5 Sekunden lang langsam von innen nach außen.

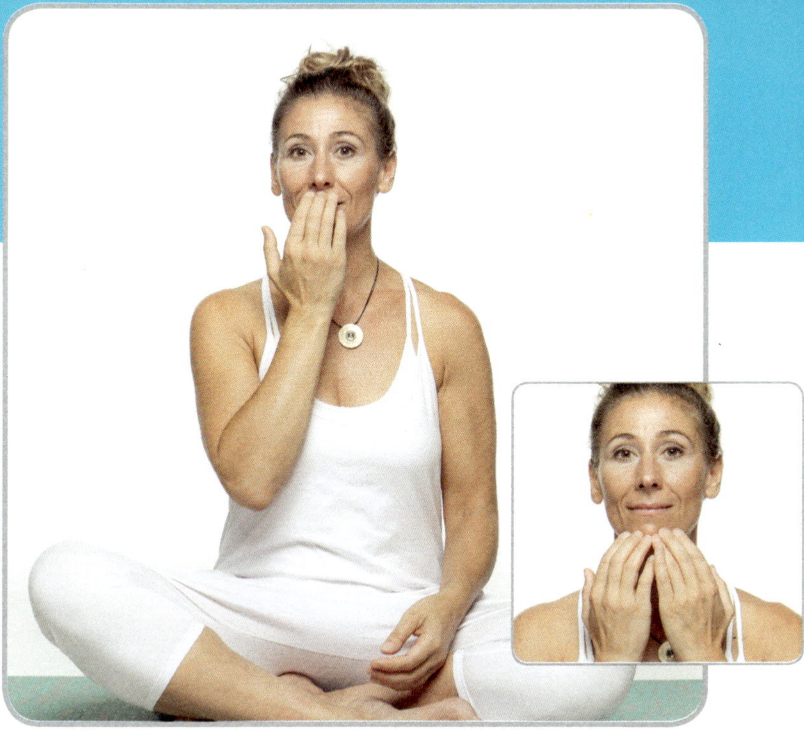

- Positioniere die Finger deiner rechten oder linken Hand unter deiner Nase, und klopfe 10 Sekunden lang auf diese Stelle.
- Wechsele zu deinem Kinn, und klopfe wieder mit den Fingern beider Hände 10 Sekunden lang.
- Führe deine Hände klopfend weiter links und rechts den Kiefer entlang bis hin zum Kiefergelenk. Achte besonders an dieser Stelle auf einen tiefen, ruhigen Atemfluss.
- Positioniere deine Finger wieder an deinem Kinn, und klopfe links und rechts deinen Kiefer entlang.
- Lege deine Finger links und rechts auf dein Schlüsselbein, und klopfe 10 Sekunden lang.

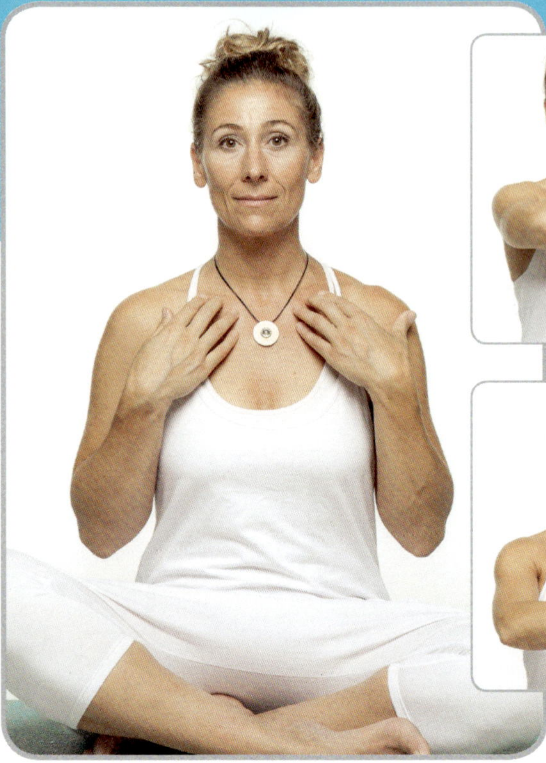

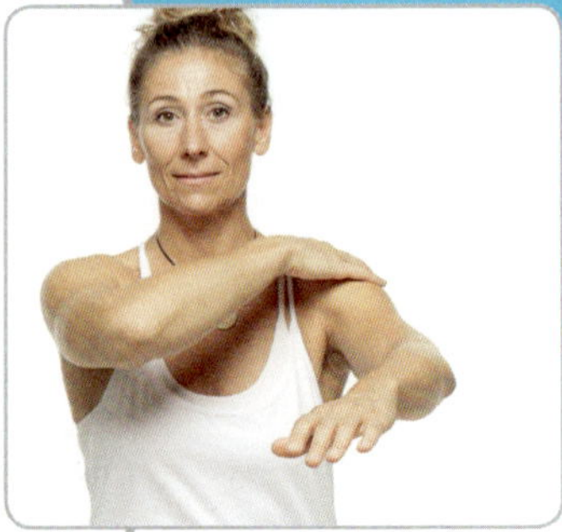

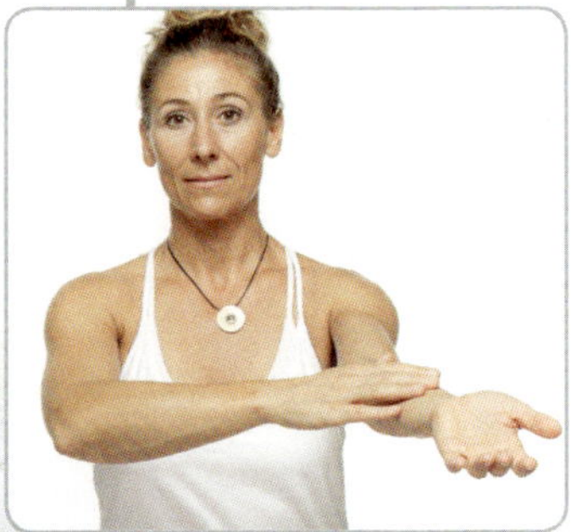

- Hebe deinen linken Arm vor deinem Körper hoch, und führe deine rechte Hand klopfend vom Schlüsselbein aus hoch zu deiner Schulter. Klopfe hier 10 Sekunden lang. Wandere mit deinen Fingern anschließend die Außenseite deines Armes entlang zu deinen Fingern und wieder zurück über deine Arminnenseite.

- Wechsele nun die Seite, hebe deinen rechten Arm vor deinem Körper hoch, und führe deine rechte Hand klopfend vom Schlüsselbein aus hoch zu deiner Schulter. Klopfe hier 10 Sekunden lang. Wandere mit deinen Fingern anschließend die Außenseite deines Armes entlang zu deinen Fingern und wieder zurück über deine Arminnenseite.

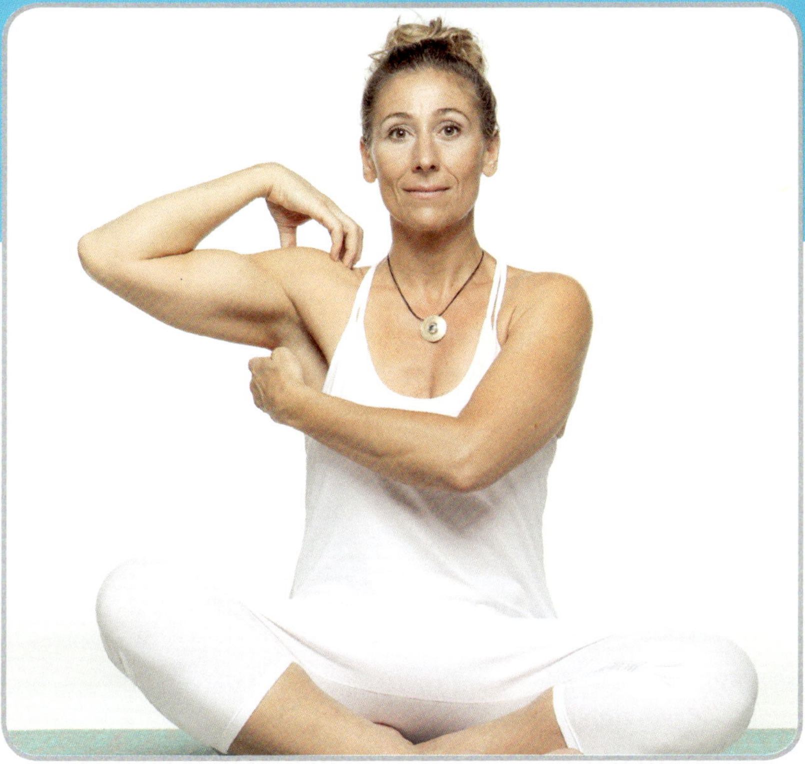

- Hebe nun deinen rechten Arm hoch, und lege deine Fingerspitzen der rechten Hand locker auf deiner rechten Schulter ab. Klopfe mit deiner linken Hand 10 Sekunden lang unter deine rechte Achsel. Fahre mit deiner linken Hand anschließend klopfend deine rechte Seite hinunter bis zu deiner Hüfte.

- Wechsele nun die Seite, und klopfe mit der rechten Hand 10 Sekunden lang unter deine linke Achsel, und klopfe deine linke Seite bis zu deiner Hüfte ab.

- Positioniere beide Handflächen auf deinem unteren Rücken auf Höhe der Nieren, die Fingerspitzen zeigen nach unten. Reibe sanft nach oben und unten, sodass eine wohltuende Wärme entsteht.
- Fahre mit dem Zeige- und Mittelfinger deiner rechten Hand an deinem Rücken hinunter zum Steiß, und reibe auch hier sanft auf und ab.
- Setze dich abschließend aufrecht hin, und spüre nach.

Wie fühlt sich dein Körper an? Halte inne, atme tief ein und aus, und genieße diese wohltuende Entspannung.

Jasmin

erinnert dich an Lebensfreude, Sinnlichkeit, Erotik, Weiblichkeit und pures Frau-Sein und hilft, tiefe seelische Verspannungen zu lösen und deine Stimmung zu heben.

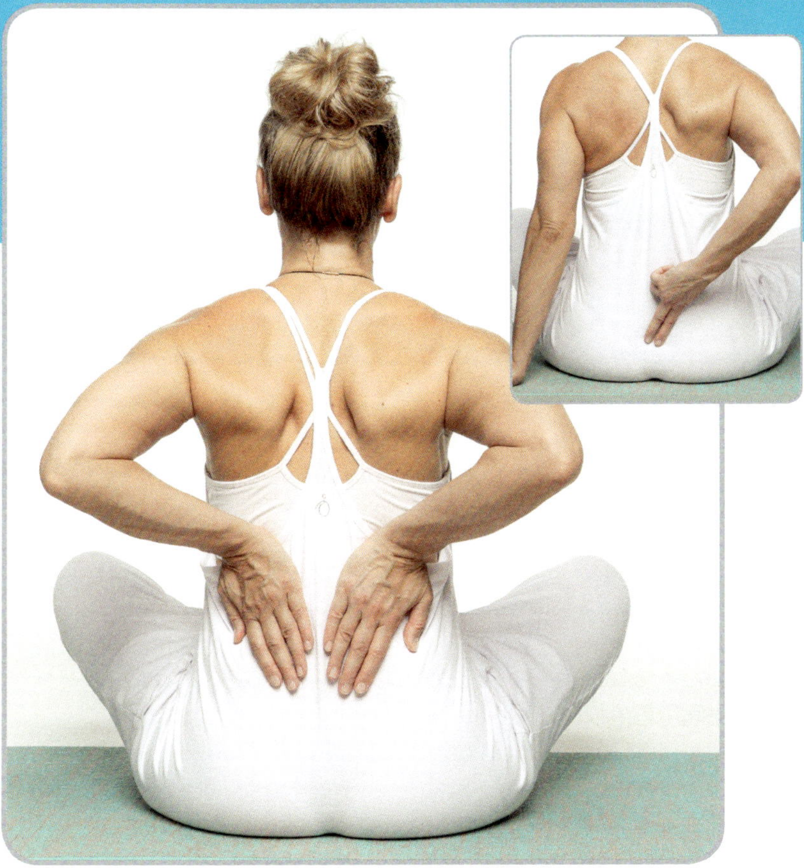

Rose

schenkt dir Mut, der Weisheit deines Herzens zu folgen.

Weihrauch

hilft dir, in stressigen Phasen bei körperlicher und mentaler Erschöpfung wieder besser durchzuatmen und loszulassen, fördert die Konzentration und gibt dir Kraft, Energie sowie Vertrauen in deine eigenen Fähigkeiten.

Ätherische Öle – die älteste Heilkunst der Welt

Als ich vor über 20 Jahren begann, mich mit der Aromatherapie zu beschäftigen, hat mir diese ursprünglich bei der Regeneration meiner Muskulatur gute Dienste geleistet, und ein toll duftendes Zuhause hat mir das Gefühl von Geborgenheit geschenkt. Entspannungsbäder liebe ich zudem schon mein ganzes Leben. Etliche Fortbildungen haben mir dann die Tür zu dem Universum der ätherischen Öle weit aufgestoßen.

Es gibt unterschiedliche Formen der Aromatherapie:

- **Die deutsche Schule:** Hier wird mit dem Geruchssinn gearbeitet. Die Öle werden diffundiert, das heißt, im Raum vernebelt oder versprüht.
- **Die englische Schule:** Hier werden die ätherischen Öle mit einem Träger-Öl gemischt und auf den Körper aufgetragen bzw. für Massagen genutzt.
- **Die französische Schule:** Hier werden die Öle vorwiegend pur verwendet. Sie können innerlich oder äußerlich angewendet werden. Die Franzosen sind also die »wilden Hunde« in der Aromatherapie.

Ätherische Öle in ihrer reinsten Qualität bieten uns die Möglichkeit, gesund und fit alt zu werden. Jegliche Form von Chemie schädigt nachweislich unseren Körper. Es existiert ein riesiger Markt, der davon lebt, uns Märchen zu erzählen. Mir geht es in meiner Arbeit vor allem darum, anderen die Augen zu öffnen, damit jeder wieder seinen Hausverstand aktiviert und lernt, die Wahrheit zu spüren. Die ätherischen Öle unterstützen uns bei der Verbindung zu uns selbst, um so aus Abhängigkeiten aussteigen zu können.

Das Geschenk 100 % essentieller ätherischer Öle

Das ätherische Öl einer Pflanze ist ihr Immunsystem, ihre DNA. Es kann aus den Blüten, Blättern, Samen, der Rinde, den Schalen, Harzen oder Wurzeln gewonnen werden. Die Eigenschaften eines ätherischen Öls ähneln unserem Immunsystem und können uns deshalb wertvolle Dienste erweisen, indem sie unseren Körper ausbalancieren.

Wenn ich von essentiellen ätherischen Ölen spreche, dann meine ich 100 % reine, ursprüngliche Öle. Was ist das Besondere daran?

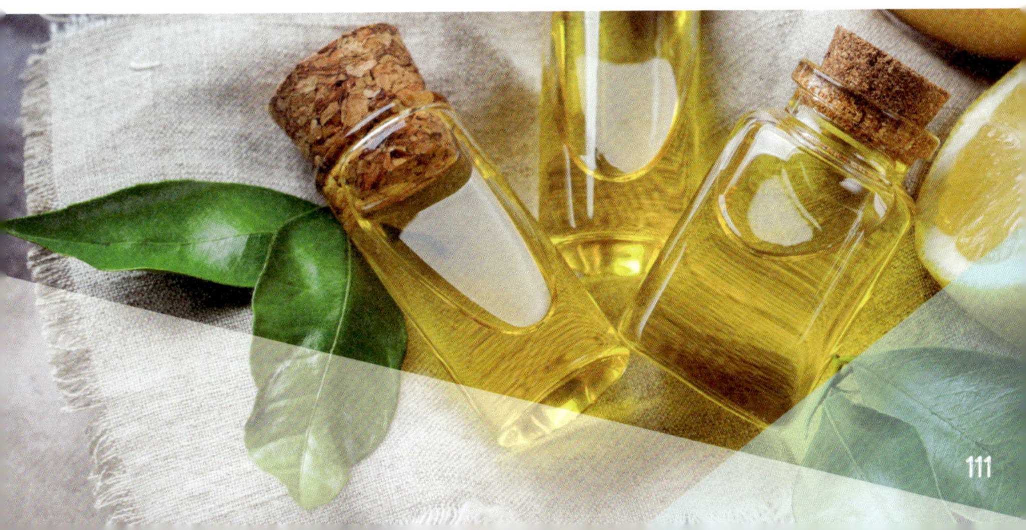

- Die Böden, auf denen die Pflanzen wachsen, sind frei von Schadstoffen und reich an Mineralien. Die Bodenbeschaffenheit ist die Basis für die Qualität jedes Öls.

- Die Pflanzen werden aus den Ursprungssamen gezogen, wenn möglich sogar von Wildpflanzen. Sie sind somit frei von Gen-Manipulation.

- Die Farmen befinden sich weitab von Städten und Autobahnen.

- Für die Bewässerung wird Regen-, Brunnen- oder aufbereitetes Wasser verwendet.

- Die Pflanzen wachsen frei von Pestiziden und Herbiziden auf.

- Die Pflanzen werden entsprechen ihrer Art geerntet. Hier kann der Tageszeitpunkt entscheidend sein, aber auch, ob sie von Frauen oder Männern geerntet werden. Diese kleinen feinen Punkte entscheiden nachher, welche Qualität das Öl hat und wie viel Öl es gibt.

- Das ätherische Öl wird vor Ort destilliert, oder es gibt nur kurze Transportwege, da sonst die Pflanzen Gefahr laufen, Staub, Schimmel oder Schadstoffen ausgesetzt zu werden.

- Ganz entscheidend ist auch die Destillation mit Niederdruck. Dies ist eine besonders schonende Form der Dampfdestillation, um alle Pflanzenbestandteile und Eigenschaften zu erhalten. Zu hoher Druck oder zu hohe Temperatur zerstören kleinste Moleküle. Genau diese sind jedoch in einem therapeutischen Öl vorhanden.

- Bevor ein Öl als therapeutisches Öl abgefüllt wird, durchläuft es eine Teststrecke. Hier werden die Eigenschaften des Öls geprüft und ob es den therapeutischen Zweck erfüllt.

Dort, wo 100% Natur draufsteht, ist jedoch leider nicht immer 100% Natur drin. Während meiner Zeit bei der Lavendelernte in Frankreich erfuhr ich, welche Unterschiede es im Bereich der Ernte und Destillation gibt. Es sind so viele kleine Details an Wissen zu beachten, um ein therapeutisches Öl zu erhalten. Duftstoffe können sehr schnell aus der Pflanze gewonnen werden. Diese sind aber frei von Wirkstoffen, die unseren Körper unterstützen können.

Wir leben in einer Welt, in der wir oft von Etiketten geblendet werden. In Frankreich wird z.B. sowohl echter Lavendel (Lavandula angustifolia) als auch Lavandin angebaut. Beide Pflanzen sehen sehr ähnlich aus, doch haben sie komplett andere Aufgaben. Während Lavendel die Wundheilung und Entspannung unterstützt, weist Lavandin eher anregende Eigenschaften für Körper und Geist auf. In den meisten Produkten, die wir in Geschäften kaufen, steht Lavendel drauf, obwohl Lavandin enthalten ist. Dieses hängt sicherlich auch mit einem kaufmännischen Aspekt zusammen. Aus Lavandin lässt sich schneller und doppelt so viel ätherisches Öl wie aus Lavendel destillieren. Wenn wir uns anschauen, wie viel Lavendelöl es zu kaufen gibt, und diese Zahl mit den Feldern und der Ernte in Relation stellen, stimmt das Verhältnis ganz und gar nicht. Nach meiner Lavendelernte und -destillation war ich erschrocken darüber, was ich auf den Märkten in der Provence erlebt habe. Wenn man einmal die reinen, essenziellen ätherischen Öle erlebt hat, merkt man, wenn etwas gepanscht ist oder nicht. Daher ist es meiner Meinung nach das größte Geschenk, einmal bei der Lavendelernte im Juli in Frankreich dabei zu sein. Ich fahre mittlerweile jedes Jahr auf eine Farm. Wenn auch du dabei sein magst, bist du herzlich eingeladen, mitzukommen. Melde dich bei mir über contact@yoga4face.com.

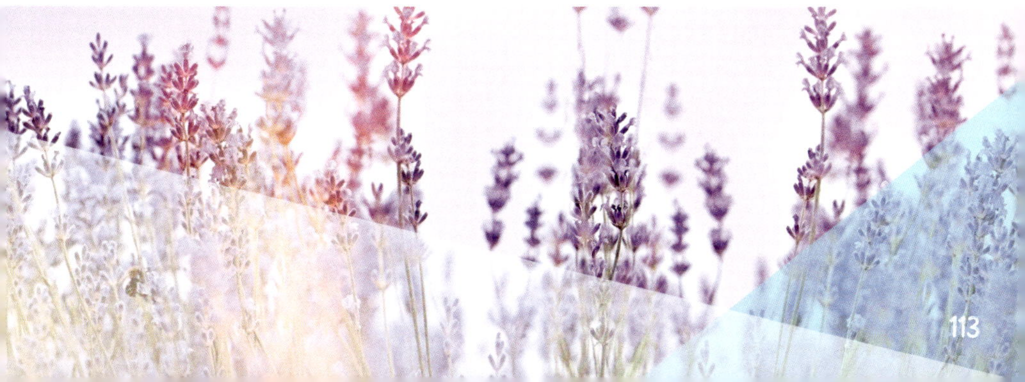

Warum sind ätherische Öle so wichtig?

Unser Körper besteht unter anderem aus Eiweißen. Im Alter nutzen sich unsere Körperstrukturen ab. Wenn unser innerer Architekt keine Ersatzteile für Reparaturen zur Verfügung hat, lässt das Gewebe in seiner Stabilität und Flexibilität nach und verändert sich – der normale Vorgang des Alterns. »Da kannste nichts machen«, sagen hier wohl die meisten.

Ich ziehe an dieser Stelle gern den Vergleich mit einem Auto hinzu. Wenn wir ein Auto haben, das wir lange fahren wollen, werden wir alles tun, es hegen und pflegen, dafür sorgen, dass es ihm an nichts fehlt. Wir würden nicht im Traum dran denken, den falschen Sprit zu verwenden oder keinen Öl-Wechsel zu machen. Jetzt die Frage an dich: Wie gehst du mit deinem Körper um? Welchen Sprit bekommt dein Körper für die Höchstleistung, die er erbringt?

Für jegliche Form von chemisch verarbeiteten Produkten und Giften, die du konsumierst, muss dein Körper zusätzliche Überstunden leisten. Das summiert sich im Laufe des Lebens. Meist ändern wir erst etwas, wenn wir durch Krankheit oder Unwohlsein zum Umdenken gezwungen werden. Die ätherischen Öle helfen uns, die Verbindungen und Vernetzungen zu warten. Wenn in unserem System etwas in die Brüche gegangen ist, stellen sie die Kommunikation wieder her.

Ich verwende die meisten Öle mittlerweile pur direkt auf der Haut. Damit kannst du ohne Weiteres auch starten. Sollte deine Haut jedoch reagieren, was durchaus vorkommen kann, verdünne das ätherische Öl mit einem Basis-Öl:

Für trockene Haut eignen sich Olivenöl, Sesamöl, Jojobaöl, Hanf- oder Emuöl.

Für empfindliche Haut sind ebenfalls Ölivenöl, Hanf- oder Emuöl, aber auch Mandel- oder Aprikosenkernöl wunderbar geeignet.

Für ölige Haut nutze am besten Mandelöl, Jojobaöl, Sonnenblumen- oder Distelöl.

Nachtkerzen- und Himbeersamenkernöl sind für jeden Hauttyp geeignet.

Generell solltest du im Gesicht auf Kokos-Öl verzichten, da es komedogen wirkt – es verschließt die Poren, sodass sich unter der Haut Entzündungen bilden können.

Die Besonderheit des Dufts der ätherischen Öle

Der Geruchssinn ist der erste Sinn, mit dem wir auf die Welt kommen, und der letzte, der geht, wenn wir den Planeten verlassen. Alle Lebewesen kommunizieren über Gerüche. Im Volksmund heißt es auch: »Den kann ich gut riechen.«

Alle unsere Erfahrungen sind an Gerüche gekoppelt – inklusive unseres Zeugungsaktes, denn Ei- und Samenzelle finden sich ebenfalls über den Geruch. Haben wir also eine angenehme Erfahrung gemacht, werden wir

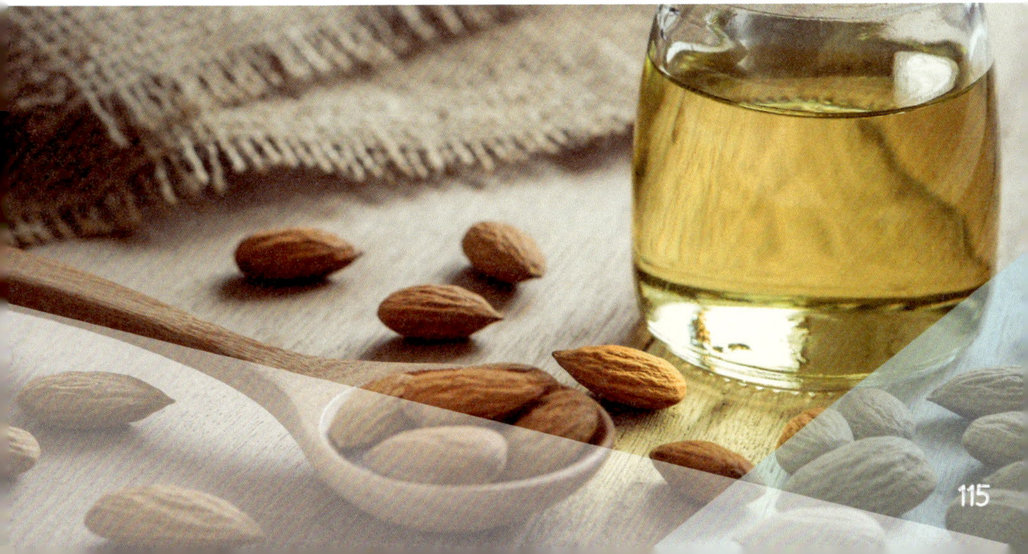

uns sofort wohlfühlen, wenn wir in einer anderen Situation wieder den entsprechenden Duft wahrnehmen, der die damalige Erfahrung begleitet hat. Das Ganze funktioniert natürlich auch in die andere Richtung: Nach einer Erfahrung, die für uns schmerzhaft oder unangenehm war, wird unser inneres System später bei dem entsprechenden Geruch sofort Alarm schlagen.

Wenn wir mit ätherischen Ölen arbeiten, landet der Geruch direkt im limbischen System. Wir können daher Erinnerungen und Emotionen über den Geruchssinn aktivieren. Dein Körper wird durch die Öle neu strukturiert, und es kann sein, das hier erst einmal ausgemistet werden muss. Ich bin immer wieder tief berührt, wenn ich in meinen Kursen und Einzelbegleitungen erfahre, wie sich hinter negativen Reaktionen auf bestimmte Gerüche Lebensthemen finden und lösen lassen.

Du bist der Erste, der in deinem Körper mitbekommt, ob etwas funktioniert, ob sich etwas gut anfühlt oder nicht. Deshalb bitte ich dich, hier in deine Eigenverantwortung zu gehen und liebevoll und achtsam mit dir umzugehen. Achte bei der Verwendung jedes Öls darauf, wie es dir geht – der Geruch ist der Spiegel deiner inneren Welt. Ich selbst habe die Öle erst richtig begriffen, als ich meine erste »Jauchegrube-Flasche« gefunden habe – ein Öl, das eine emotionale Last in mir zum Vorschein brachte. Ich habe es zuerst an meinen Füßen aufgetragen – schön weit weg von meiner Nase. Es hat eine Weile gedauert, bis sich der Geruch für mich positiv veränderte. Doch mit dieser Wandlung begann sich in meinem Leben etwas zu verändern. Ich habe neue Möglichkeiten und Wege erkennen können. Das Thema, das mir dieses Öl aufgezeigt hat, erfuhr eine positive Wandlung. Diese Erfahrung wünsche ich dir von Herzen, weil sich dadurch dein Leben positiv verändert und du neue Ressourcen gewinnst. Also los geht es in dein Schnupper-Abenteuer!

Die ätherischen Öle und ihre Wirkung

Basilikum (Ocimum basilicum)

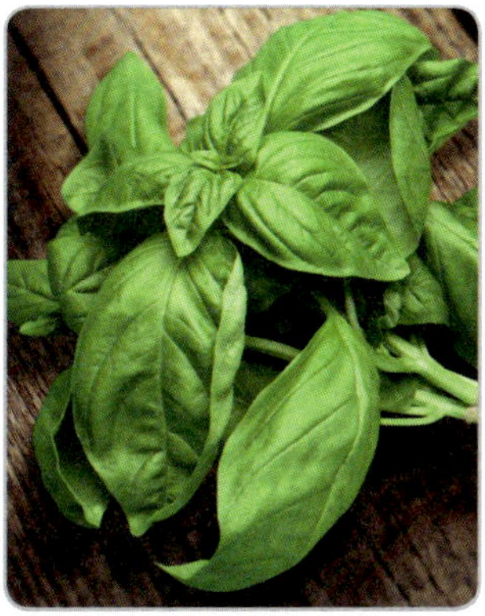

Affirmation: Ich öffne mich jetzt bewusst für das Abenteuer meines Lebens. Mein Geist ist wach und klar, ich fühle mich stark und frei.

- stimuliert die Blutzirkulation
- Erste Hilfe bei müder, fahl aussehender Haut
- verbessert den Teint
- erfrischt müde Gesichtsmuskeln und löst Verspannungen

Copaiba (Copaiba langsdorfii)

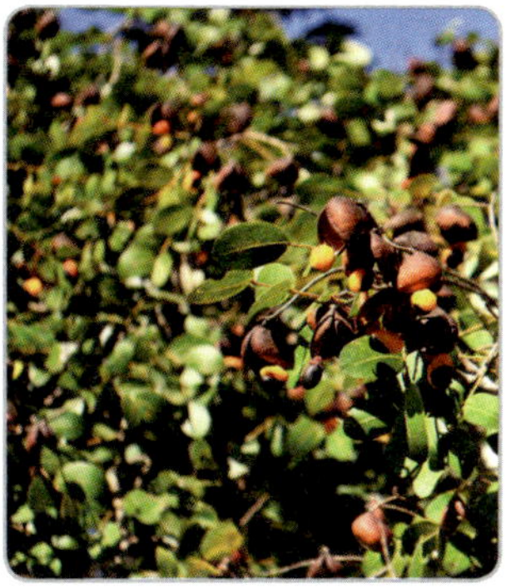

Affirmation: Mein Geist ist frei, ich bin gelassen und gehe voller Zuversicht meinen Weg.

- Der Allrounder und Schmeichler auf allen Ebenen – kann immer eingesetzt werden und bringt Harmonie und Frieden in unser gesamtes System.
- besonders zu empfehlen bei Neurodermitis, Schuppenflechte und Dermatitis
- Glow-Faktor: bringt die Haut wieder zum Strahlen
- ein sehr nährendes Öl, das die Haut strafft
- entspannt das Gesicht und fördert die Wundheilung

Dill (Anethum graveolens)

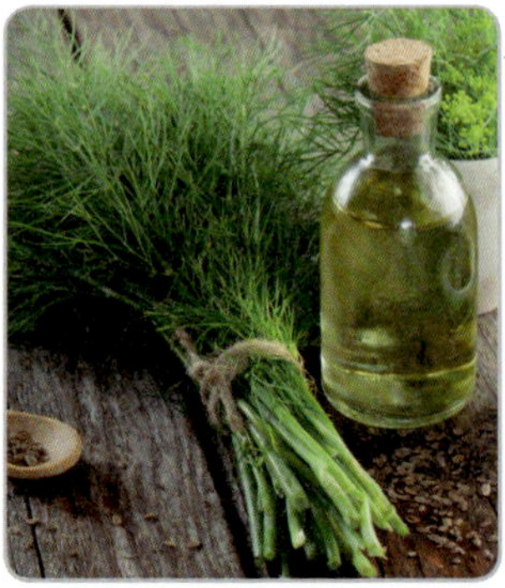

Affirmation: Ich sage Ja zu meinem Leben und integriere alle meine Erfahrungen.

- fördert die Bildung von Elastin und Kollagen
- erhöht die Spannkraft der Haut und baut Hautvolumen auf

Elemi (Canarium luzonicum)

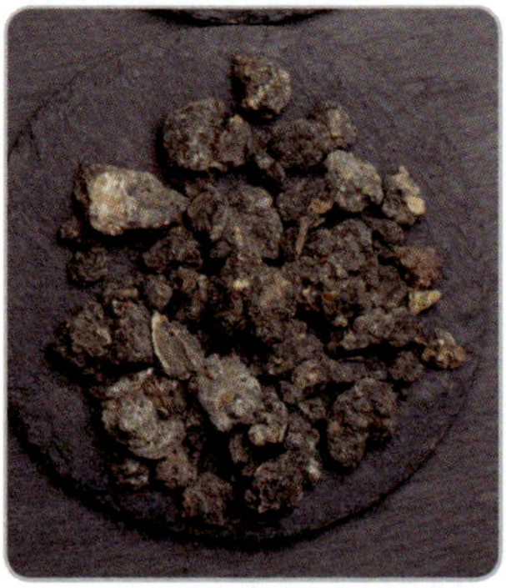

Affirmation: Ich schließe meine Augen, öffne den Blick in meine Innenwelt und reise durch die Landschaften meiner Seele.

- unterstützt die Regeneration des Zellgewebes
- ein nährendes Öl für die reife Haut
- hilft besonders gut bei trockener und faltiger Haut
- gleicht die Talgbildung aus
- unterstützt die Narbenbildung und glättet alte Narben

Fenchel (Foeniculum vulgare)

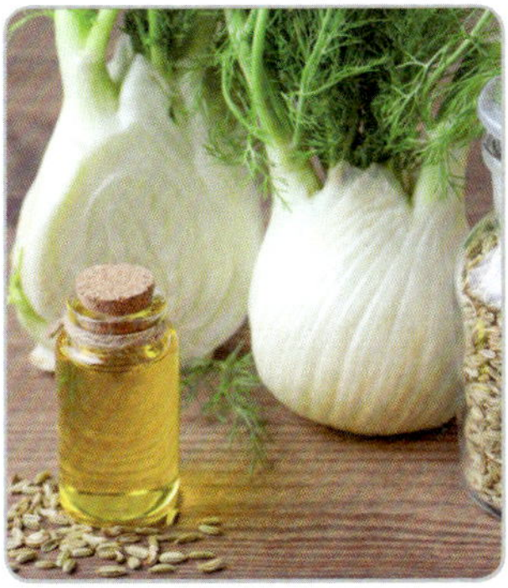

Affirmation: Ich fühle mich sicher und geborgen und kann mir erlauben, meine Gefühle zu zeigen.

- enthält Phyto-Östrogene, die der Haut Spannkraft schenken
- fördert die Bildung von Elastin und Kollagen und stärkt so die Haut

Geranie (Pelargonium graveolens)

Affirmation: Ich öffne mein Herz für neue Erfahrungen.

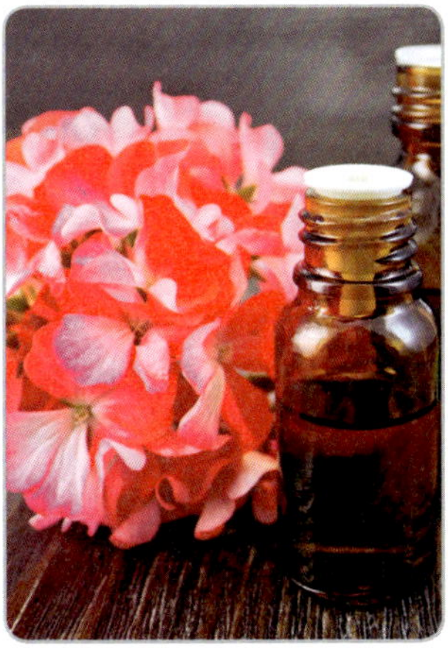

- wird seit Jahrhunderten für die Hautpflege verwendet
- für jeden Hauttyp geeignet
- verleiht der Haut Spannkraft, regeneriert Hautzellen und beschleunigt die Heilung von Akne und Hautunreinheiten
- macht trockene und sensible Haut wieder weich
- verleiht der Haut ein gesundes Strahlen – für strahlende, jugendlich aussehende Haut
- wirkt ausgleichend auf die Talgproduktion
- hilft, Linien und Falten zu mindern und den Alterungsprozess der Haut zu verlangsamen

Immortelle/Strohblume (Helichrysum italicum)

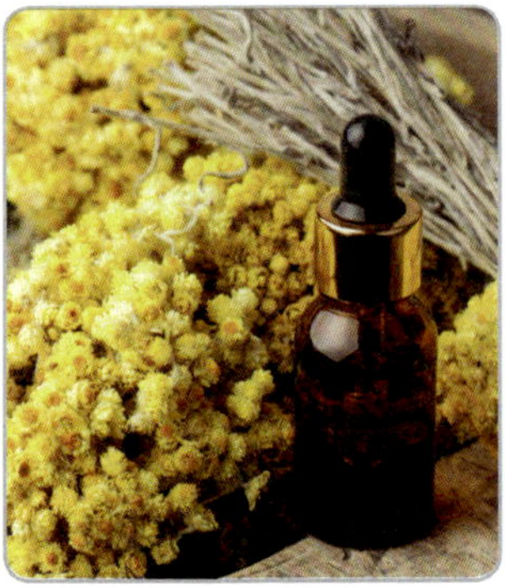

Affirmation: Ich befreie mich von allem Vergangenen, was meinen Körper belastet und meine Seele vergiftet. Ich erkenne meine Ängste und lasse sie los.

- auch als »Unsterbliche« oder »Immerschön« bekannt
- Ein Must-have – der Zellaufbau wird bis in die DNA stimuliert.
- unterstützt und regeneriert dein Gewebe und deine Nerven
- fördert die Blutzirkulation und lässt die Haut jünger und frischer aussehen
- Erste Hilfe bei leichten Hautverletzungen, Akne, Ekzemen oder Schuppenflechte
- effektiver Sonnenschutz und ein gutes Antioxidans

Jasmin (Jasminum officinale)

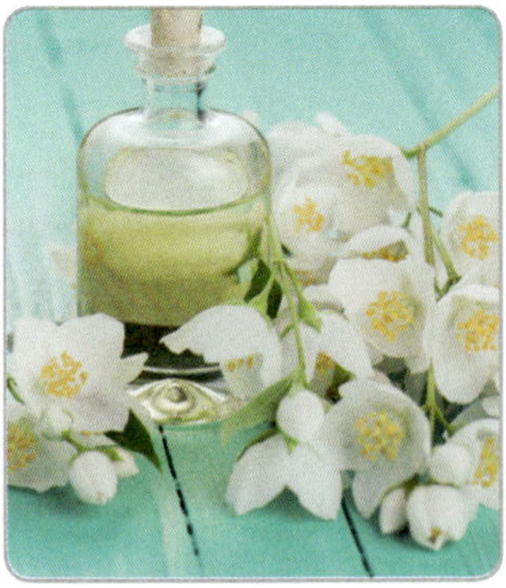

Affirmation: Ich bin es wert, gesehen zu werden. Ich erlaube mir meine Weiblichkeit.

- der Glow-Faktor für die Weiblichkeit
- wirkt belebend und erhöht das Selbstwertgefühl
- hilft in stressigen Phasen durch die entspannende Wirkung
- für jeden Hauttyp geeignet
- versorgt trockene, dehydrierte und gealterte Haut mit Feuchtigkeit
- reguliert die Fettproduktion und hilft dadurch bei Akne und fettiger Haut
- reguliert die Hormone

Kamille (Matricaria chamomilla)

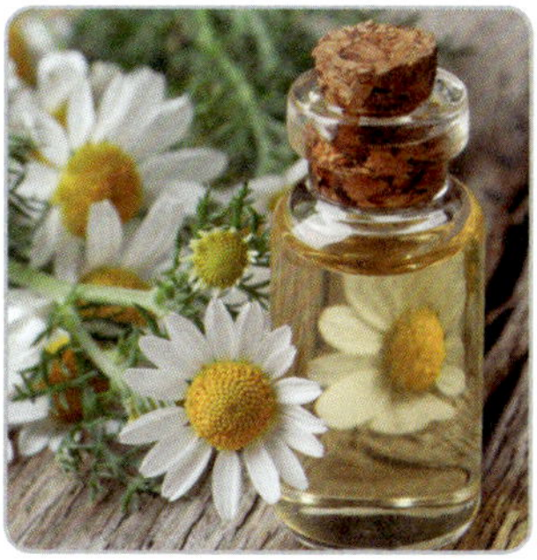

Affirmation: Meine Gedanken sind liebevoll. Ich ruhe sanft in meiner Mitte.

- wirkt entspannend und lindert Entzündungen. Gerade in Europa wird sie oft für Gesichts-Dampfbäder verwendet.
- beruhigt gereizte Haut, besonders wirksam bei Schuppenflechte, Ekzemen, Dermatitis und Sonnenbrand
- hilft bei trockener, juckender, geröteter, empfindlicher, gereizter oder entzündeter Haut
- unterstützt die Kapillargefäße und mindert so Hautrötungen

Karottensamen (Daucus carota)

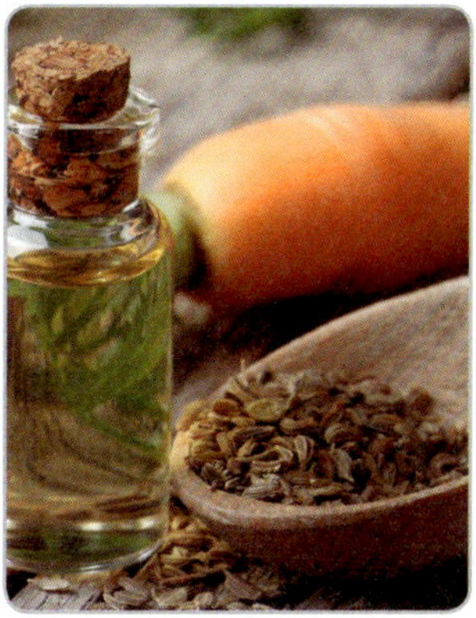

Affirmation: Ich öffne mich und erkenne die Weite in meinem Leben.

- bekannt für seine Wirksamkeit bei beschädigter und trockener Haut
- fördert die Hautelastizität und mindert Falten
- fördert die Bildung neuer Hautzellen und verbessert den Teint
- regt die Blutzirkulation an
- weist einen hohen Anteil an Vitamin A und Beta-Carotin auf
- erhöht die Widerstandsfähigkeit der Haut gegen Sonneneinstrahlung

Lavendel (Lavandula angustifolia)

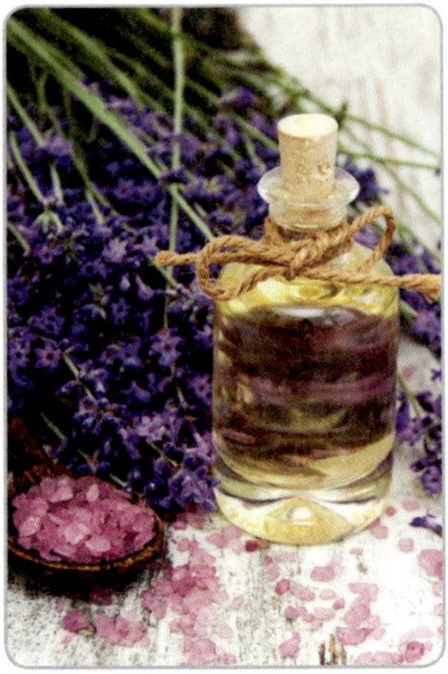

Affirmation: Ich kläre meinen Blick und meinen Geist und bringe Ordnung in mein Leben.

- das wohl bekanntestes Öl zur Stärkung der Hautregeneration
- besonders hilfreich bei Verbrennungen, Schnitten, Kratzern, Sonnenbrand, Pickeln und Narben
- für alle Hauttypen geeignet
- das absolute Entspannungselixier
- wirkt schmerzlindernd, beruhigt die Haut und fördert die Blutzirkulation

Muskatellersalbei (Salvia sclarea)

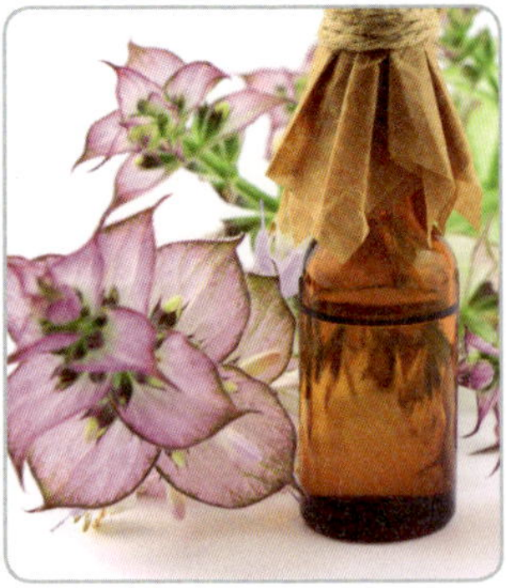

Affirmation: Ich übernehme Verantwortung und lasse spontane Veränderungen in mir wirken.

- enthält natürliche Phytoöstrogene und wirkt so gegen alle Alterserscheinungen, die auf Östrogenmangel zurückzuführen sind
- wirkt antibakteriell bei Infektionen und Pilzerkrankungen und entspannt bei Krämpfen
- unterstützt die Erneuerung der Hautzellen und verringert Hautfältchen
- hilft bei Akne und trockener Haut

Myrrhe (Commiphora myrrha)

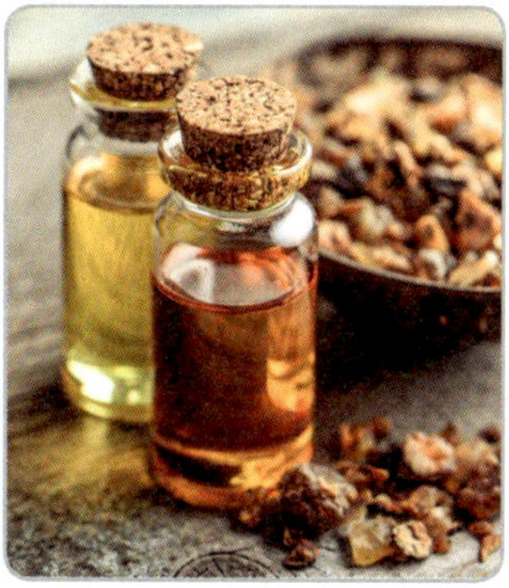

Affirmation: Ich schaue nach innen und lasse das Göttliche durch mich fließen. In Demut und Liebe gebe und nehme ich im Leben.

- ein absoluter Alleskönner
- wurde bereits früh von den arabischen Völkern bei Hautproblemen und gegen Falten angewendet und im alten Ägypten bei Einbalsamierungen verwendet
- erhält die Haut gesund, stärkt sie und baut sie komplett neu auf
- wirkt adstringierend, verfeinert das Hautbild
- bietet einen guten Sonnenschutz und verhindert vorzeitige Hautalterung
- macht trockene, rissige Haut geschmeidiger
- regeneriert Hautzellen und unterstützt so die Wundheilung
- verbessert die Blutzirkulation – für geschmeidig und jugendlich aussehende Haut

Orange (Citrus sinensis)

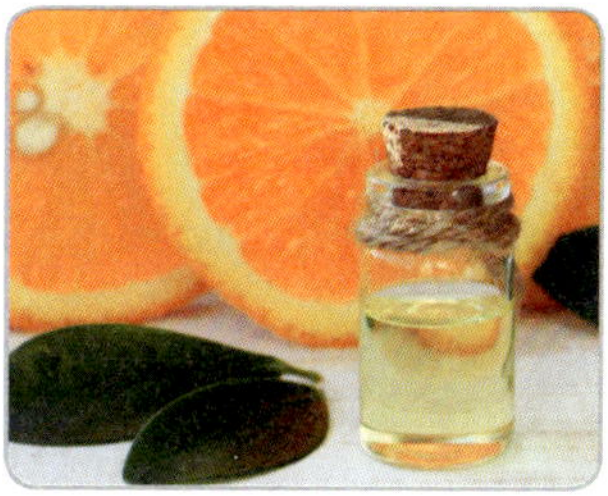

Affirmation: Ich bin trotz … ein Lichtwesen. Ich erkenne Freude in jeder Kleinigkeit in meinem Leben.

- macht die Haut lichtempfindlicher, sollte nicht verwendet werden, wenn die Haut in den folgenden 72 Stunden der Sonne ausgesetzt wird
- besonders gut bei trockener oder fettiger Haut
- beruhigt und repariert das Gewebe
- unterstützt die Haut dabei, die Feuchtigkeit zu bewahren, dadurch werden Falten gemindert
- hält die Haut gesund und fördert die Collagenproduktion
- hilft, Schwellungen zu reduzieren

Patschuli (Pogostemon cablin)

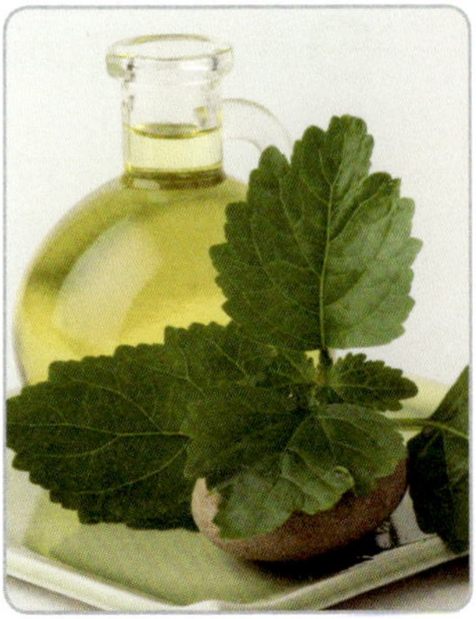

Affirmation: Ich lasse meine Wurzeln tief in die Erde wachsen und verbinde mich bewusster mit ihr.

- festigt und belebt die Haut – für den Glow Faktor
- der absolute Feuchtigkeitsspender für die Haut
- fördert die Hautregeneration, wirkt gegen Falten und Risse in der Haut
- beschleunigt die Wundheilung und mindert die Sichtbarkeit von Narben
- mindert Juckreiz, Dermatitis und Ekzeme
- ein guter Mückenschutz für die Haut

Rose (Rosa damascena)

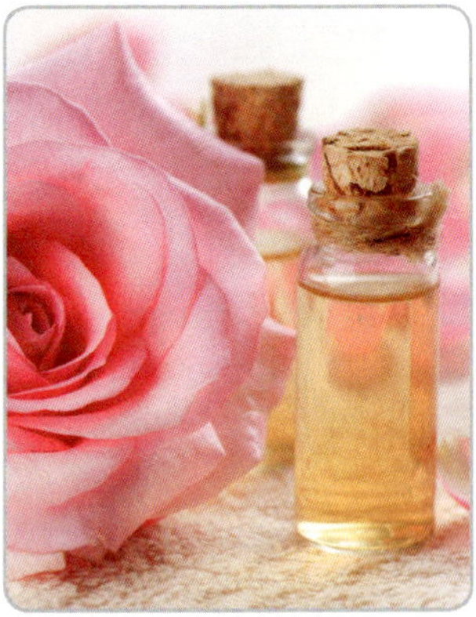

Affirmation: Ich öffne mich für die Freude und Leichtigkeit in meinem Leben. Ich bin mit mir und dem Universum verbunden und im vollkommenen Einklang.

- Schon Cleopatras Kosmetik enthielt echtes Rosenöl.
- das Power-Öl für die Zellverjüngung
- für alle Hauttypen hervorragen zur Behandlung von entzündeter Haut, Hautallergien und Ekzemen geeignet
- unterstützt die Haut, die Feuchtigkeitsbalance wiederherzustellen
- mindert Falten und verringert Rötungen durch geplatzte Äderchen

Salbei (Salvia officinalis)

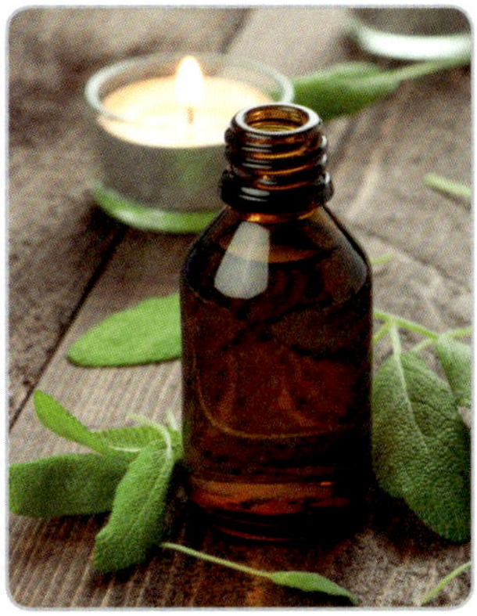

Affirmation: Ich drücke meine Gefühle und Bedürfnisse angemessen aus und verleihe meiner Kreativität Ausdruck.

- hat eine adstringierende Wirkung – ideal für ölige Haut
- erhöht die Spannkraft der Haut
- stimuliert die Lymph- und Drüsensysteme
- enthält Phytohormone, die das Hormonsystem regulieren (Östrogen wird ausgeglichen)
- gibt neuen Schwung bei Erschöpfung
- fördert die Blutzirkulation und balanciert das Nervensystem
- hilfreich bei jeglichen Hautproblemen
- glättet Narbengewebe

Sandelholz (Santalum album)

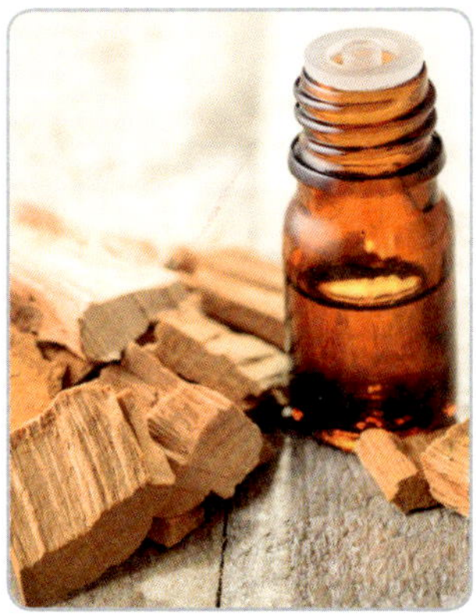

Affirmation: Ich bin entspannt und ruhe in meiner Mitte – vollkommen eins mit mir.

- die Power-Essenz, um bis in die DNA zu regenerieren
- für alle Hauttypen geeignet
- hilft bei Akne, Hautirritationen und juckender Haut, besonders nach dem Rasieren
- nährt trockene, dehydrierte und reife Haut
- Glättet Linien und Fältchen, durch die adstringierende Wirkung wird die Haut gestrafft.

Teebaum (Melaleuca)

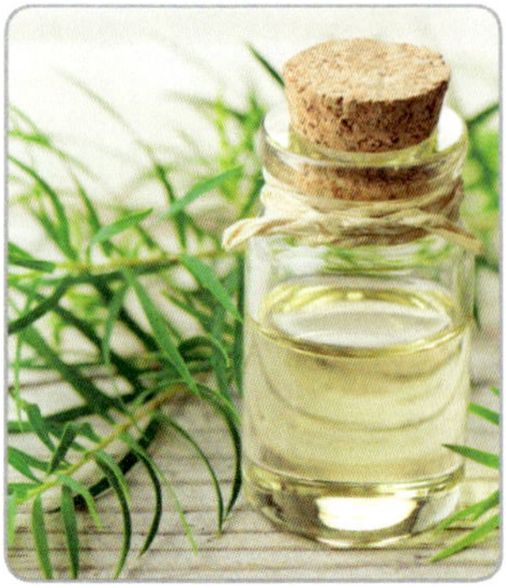

Affirmation: Ich füge mir nur Gutes zu. Ich erschließe mir selbst neue Räume, in denen ich meine wahren Wünsche und Bedürfnisse erkenne.

- wirkt effektiv gegen Akne und fettige Haut
- hilft bei Hautirritationen nach dem Rasieren oder bei Infektionen durch eingewachsene Haare
- lindert Pilzinfektionen, Sonnenbrand und Insektenstiche
- beschleunigt die Wundheilung und verbessert die Regeneration von Narbengewebe
- reduziert Schwellungen

Vetiver (Vetiveria zizanioides)

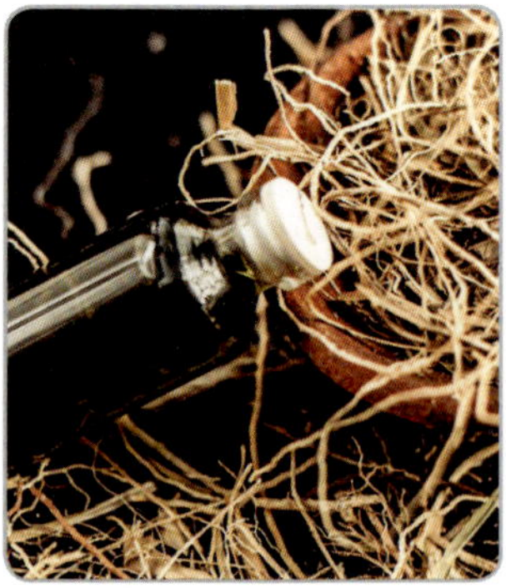

Affirmation: Tief und stark verwurzelt, trotze ich den Stürmen des Lebens.

- verbessert die Blutzirkulation
- macht die Haut widerstandsfähiger
- unterstützt die Wundheilung und hilft bei Akne
- versorgt trockene und dehydrierte Haut mit Feuchtigkeit
- Stärkt das Bindegewebe – die Haut wird voller und straffer.
- hat eine Tiefenwirkung und unterstützt den Aufbau der Haut

Wacholderbeere (Juniperus)

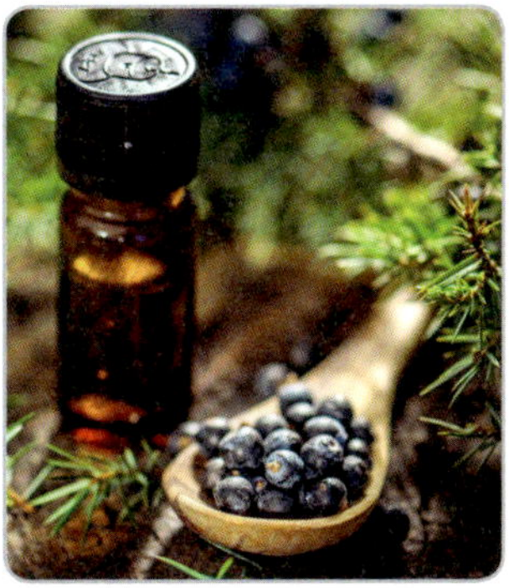

Affirmation: Ich sehe klar meine Aufgaben im Leben und bin mit mir und meiner Kraft verbunden.

- verbessert die Blutzirkulation – für den Glow-Faktor
- gegen Schwellungen unter den Augen
- hilft bei Akne, Dermatitis und Ekzemen
- gibt der Haut neue Lebendigkeit
- fördert die Nervenregeneration und Zellerneuerung
- reguliert fettige Haut

Weihrauch (Thus album)

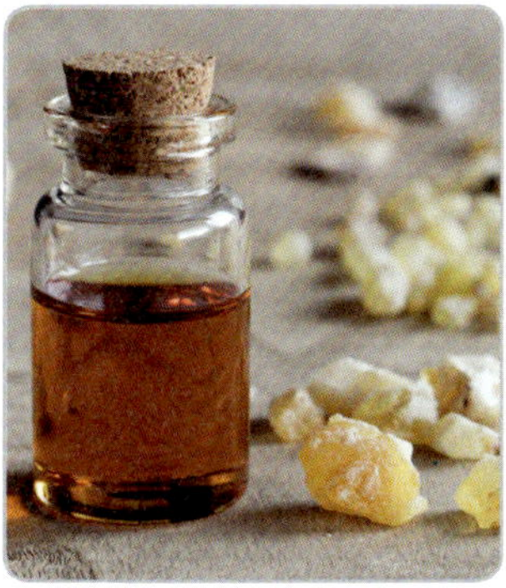

Affirmation: Ich bin für alle Erfahrungen in meinem Leben dankbar.

- gibt der Haut neue Energie und lässt sie strahlen – ein absolutes Must-have am Morgen
- seit Jahrhunderten für seine schönheitsfördernden Eigenschaften bekannt
- wirkt regenerierend bis in die DNA
- Hat eine aufbauende und verjüngende Wirkung und ist besonders für trockene, ältere oder empfindliche Haut geeignet. Hilft bei Altersflecken.
- reduziert Linien und Falten und macht raue und rissige Haut geschmeidiger
- fördert die Heilung bei Entzündungen, Wunden und unterstützt die Narbenbildung
- reguliert fettige Haut

Ylang Ylang (Cananga odorata)

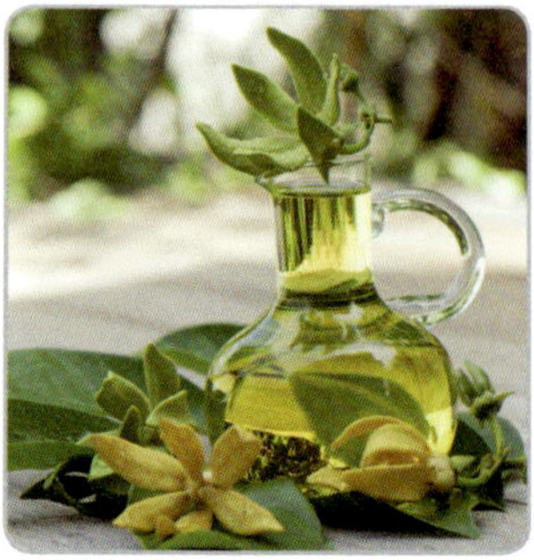

Affirmation: Ich lasse der Ästhetik in meinem physischen Ausdruck freien Lauf. Ich öffne mich für den Fluss des Lebens.

- ein toller Feuchtigkeitsspender
- macht die Haut im Gesicht voller, weicher und geschmeidiger
- entspannt die Gesichtsmuskeln
- für jeden Hauttyp geeignet, besonders hilfreich bei fettiger Haut
- lindert Akne, kleine Rötungen und Flecken
- stimuliert das Zellwachstum – hilft, die jugendliche Frische zu bewahren

Zedernholz (Cedrus atlantica)

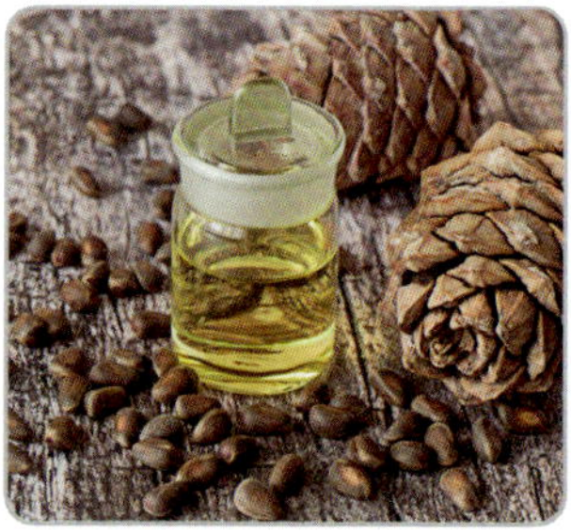

Affirmation: Ich bin stark und geschützt und gehe flexibel meinen Lebensweg. Ich glaube an mich.

- nährt die Haut und spendet ihr Feuchtigkeit
- fördert einen erholsamen Schlaf
- weist einen hohen Anteil an Sesquiterpen auf, die das limbische System im Gehirn aktivieren
- Stimuliert die Zirbeldrüse, die für das Schlafhormon Melatonin verantwortlich ist. Der Schlaf und die Regeneration verbessern sich.

Zitrone (Citrus limona)

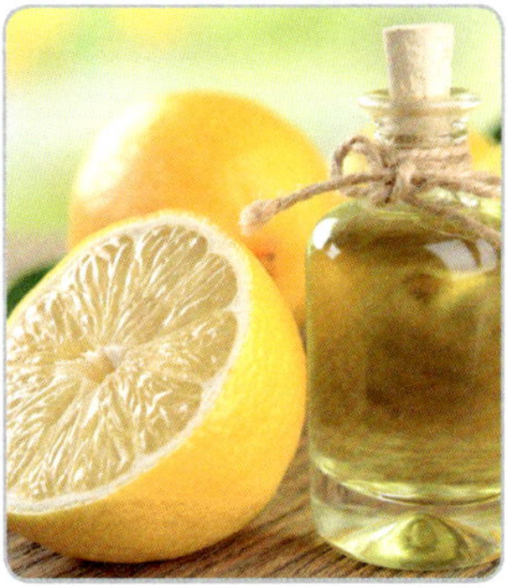

Affirmation: Ich handle in Klarheit aus meiner Mitte heraus. So bleibe ich auf meine Aufgabe konzentriert.

- macht die Haut lichtempfindlicher, sollte nicht verwendet werden, wenn die Haut in den folgenden 78 Stunden der Sonne ausgesetzt wird
- ein natürlicher Bleicheffekt für die Haut
- Als Gesichtswasser angewandt, werden die Poren verengt, wirkt bei Akne und Mitessern.
- hilft, Warzen und Milien zu mindern
- löst alte Hautreste und bringt die Haut zum Strahlen – für den Glow-Effekt
- reduziert Schwellungen im Gesicht

Zitronengras (Cymbopogon citratus)

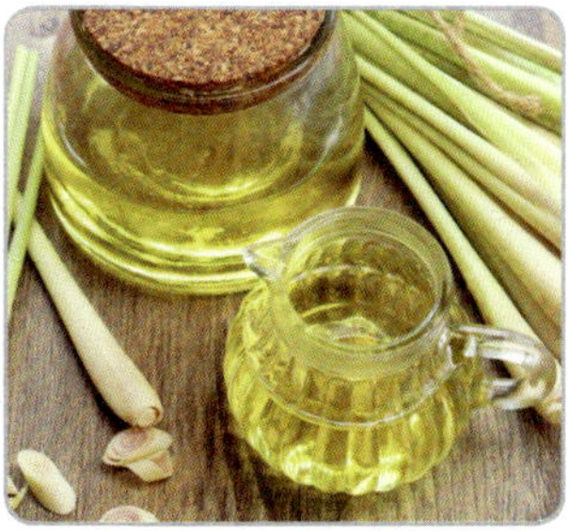

Affirmation: Ich fühle mich frisch,
aktiv und zu Taten bereit.
Ich bin vollkommen optimistisch.

- Auf keinen Fall pur verwenden!
- für ein strahlendes, gut durchblutetes Gesicht
- hat eine straffende Wirkung auf die Haut und unterstützt das Gewebe
- regeneriert und stärkt die Gefäßwände
- wirkt entzündungshemmend, beruhigend und reduziert Schwellungen
- fördert die Elastizität und Revitalisierung von Raucherhaut
- weist einen hohen Anteil an Antioxidantien auf
- ein effektiver Reiniger bei fettiger Haut oder Akne

Zypresse (Cupressus sempervirens)

Affirmation: Ich bin im Fluss und arbeite entspannt und konzentriert. Ich erlaube, dass alles in seiner Richtigkeit passiert.

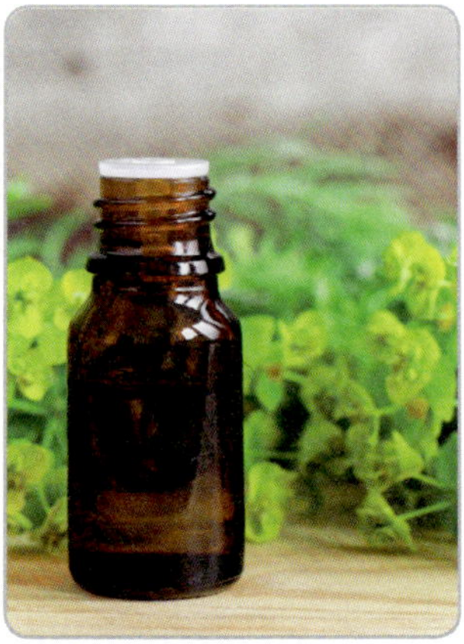

- bringt alles in den Fluss
- hilft bei fettiger Haut oder Akne
- verengt die Blutgefäße und stoppt die Blutung bei kleinen Schnitten und Kratzern
- wirkt gegen Schwellungen
- stärkt schwaches Bindegewebe
- verbessert die Blutzirkulation und hilft, Gifte auszuleiten

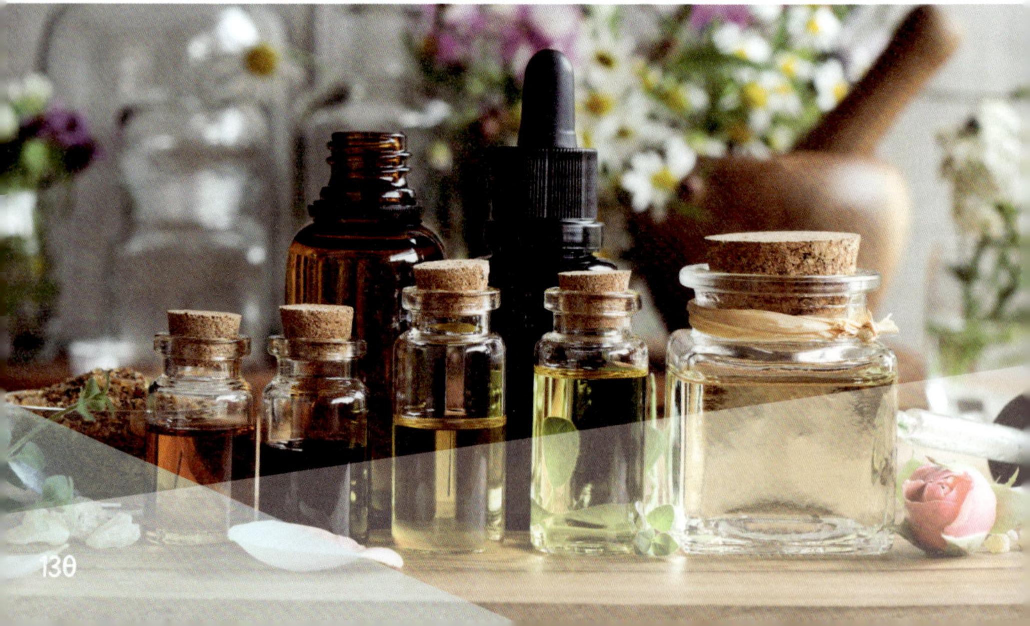

Do-it-yourself-Rezepte auf Basis von ätherischen Ölen

Hier kommen meine Rezeptvorschläge für ein frisches, jugendliches Aussehen, die du natürlich selbstbestimmt abändern darfst. Ich lade dich hiermit ausdrücklich ein, kreativ zu werden. Vertraue auf dein Gefühl – welches Öl spricht dich an? Ich wünsche dir viel Freude beim Ausprobieren!

Mehr Spannkraft für die Haut

50 ml	Jojobaöl
10 💧	äth. Geranienöl
10 💧	äth. Myrrheöl
5 💧	äth. Lavendelöl
10 💧	äth. Ylang-Ylang-Öl
2 💧	äth. Zitronengrasöl
2 💧	äth. Zedernholzöl

Fülle das Jojobaöl zusammen mit den ätherischen Ölen in ein Glasfläschchen, und schüttele die Mischung. Trage sie nach Belieben auf deinem Körper auf, und massiere sie ein.

Schöne Augen und Wimpern

Volle-Wimpern-Serum

1 TL	Mandelöl
1 TL	Rizinusöl
3 💧	äth. Lavendelöl
1 💧	äth. Rosmarinöl
2 💧	äth. Zedernholzöl

Mische das Mandelöl und Rizinusöl, und fülle es in ein sauberes Wimperntusche-Fläschchen mit Bürste. Gib dann die ätherischen Öle hinzu, und verschüttele die Mischung leicht. Trage das Serum morgens und abends auf deine Wimpern auf.

Augenbrauen-Serum

15 ml	Rizinusöl
10 💧	äth. Lavendelöl
10 💧	äth. Rosmarinöl
10 💧	äth. Zedernholzöl

Fülle das Rizinusöl in ein sauberes Wimperntusche-Fläschchen mit Bürste. Gib dann die ätherischen Öle hinzu, und schüttele die Mischung leicht. Trage das Serum morgens und abends auf deine Augenbrauen auf. Regelmäßig angewandt, regt es das Haarwachstum der Augenbrauen an.

Anti-Aging-Rezepte

Gesichtsöl für mehr Power

Gib eine der folgenden Mischungen ätherischer Öle in ein Glasfläschchen, und fülle es anschließend mit 15 ml deines gewünschten Trägeröls auf. Trage das Öle jeden Morgen auf dein Gesicht auf, und massiere es sanft ein – so erhält deine Ausstrahlung mehr Power!

Variante 1
- 5 ♦ äth. Weihrauchöl
- 7 ♦ äth. Karottensamenöl
- 10 ♦ äth. Zitronenöl
- 10 ♦ äth. Geranienöl
- 10 ♦ äth. Lavendelöl

Variante 2
- 5 ♦ äth. Jasminöl
- 10 ♦ äth. Myrrheöl
- 10 ♦ äth. Weihrauchöl
- 5 ♦ äth. Lavendelöl

Variante 3
- 5 ♦ äth. Immortellenöl
- 3 ♦ äth. Karottensamenöl
- 3 ♦ äth. Geranienöl
- 3 ♦ äth. Lavendelöl

Variante 4
- 1 ♦ äth. Rosenöl
- 3 ♦ äth. Karottensamenöl
- 3 ♦ äth. Weihrauchöl
- 5 ♦ äth. Geranienöl

TIPP: für diese Mischung eignet sich Avocadoöl mit 5 ml Vitamin-E-Öl (3 Kapseln)

Gesichtsöl für die Nacht

Gib eine der folgenden Mischungen ätherischer Öle in ein Glasfläschchen, und fülle es anschließend mit 15 ml deines gewünschten Trägeröls auf. Trage es im Gesicht auf, und massiere es sanft ein. Es fördert die Regeneration und einen gesunden Schlaf.

Variante 1
- 3 ♦ äth. Lavendelöl
- 3 ♦ äth. Weihrauchöl
- 3 ♦ äth. Immortellenöl
- 3 ♦ äth. Sandelholzöl
- 3 ♦ äth. Geranienöl
- 3 ♦ äth. Zitronenöl

Variante 2
- 3 ♦ äth. Rosenöl
- 10 ♦ äth. Myrrheöl
- 5 ♦ äth. Lavendelöl
- 5 ♦ äth. Weihrauchöl

Variante 3

10 ● äth. Weihrauchöl
10 ● äth. Immortellenöl
10 ● äth. Lavendelöl

Variante 4

5 ● äth. Weihrauchöl
10 ● äth. Myrrheöl
3 ● äth. Sandelholzöl
5 ● äth. Zedernholzöl
3 ● äth. Ylang-Ylang-Öl

Für den »Glow-Faktor« – eine strahlend schöne Haut

Gib eine der folgenden Mischungen ätherischer Öle in ein Glasfläschchen, und fülle es anschließend mit 15 ml deines gewünschten Trägeröls auf. Wende die Mischung nach Bedarf an.

Variante 1

10 ● äth. Weihrauchöl
5 ● äth. Copaibaöl
3 ● äth. Jasminöl
1 ● äth. Zitronengrasöl

Variante 2

10 ● äth. Weihrauchöl
4 ● äth. Geranienöl
3 ● äth. Lavendelöl
3 ● äth. Patschuliöl

Lift-up

Gib die Mischung ätherischer Öle in ein Glasfläschchen, und fülle es anschließend mit 15 ml deines gewünschten Trägeröls auf. Es eignet sich immer dann, wenn du dir einen Lift-up-Effekt im Gesicht wünschst.

5 ● äth. Lavendelöl
10 ● äth. Weihrauchöl
5 ● äth. Zitronenöl

Gesichtswasser

Achte darauf, dass du bei den folgenden Rezepten destilliertes Wasser verwendest.

Gern kannst du die Anteile variieren. Vermische für die folgenden Gesichtswasser-Varianten jeweils die Zutaten in einem Fläschen. Das Gesichtswasser verwendet man nach der Reinigung der Haut. Gib es auf einen Wattebausch, und tupfe damit dein Gesicht ab. Passe die Mischung deinem Hautzustand an. Was braucht deine Haut? Strahlkraft? Beruhigung? Hast du fettige Haut?

Gesichtswasser für den Glow-Effekt

20 ml	Wodka
80 ml	destilliertes Wasser
5–8 💧	äth. Zitronenöl
5–8 💧	äth. Lavendelöl

Beruhigendes Gesichtswasser

20 ml	Wodka
80 ml	Rosenwasser
5 💧	äth. Orangenöl
8 💧	äth. Lavendelöl

Gegen fettige Haut

40 ml	Wodka
60 ml	destilliertes Wasser
8 💧	Rosmarinöl
8 💧	Lavendelöl

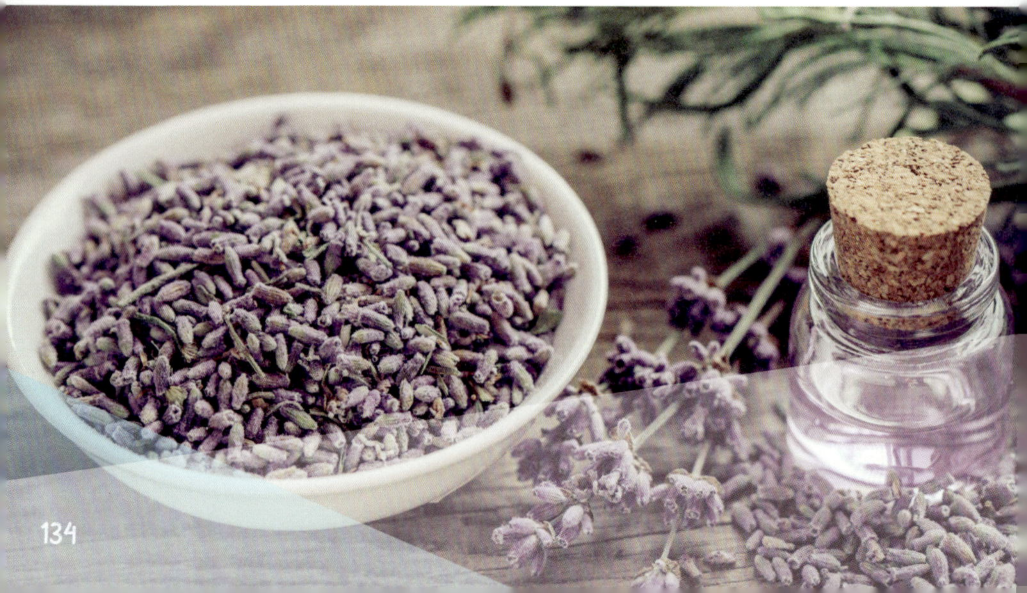

Magische Schönheitstipps für die Hautpflege

Das magische Facelift

Auch unsere Haut freut sich über einen guten Start in den Tag. Und dafür benötigst du zunächst nur das Eiweiß von 1 Ei. Wenn du es in einem wiederverschließbaren Gefäß aufbewahrst, hält es sich locker eine Woche.

DAS GESCHENK FÜR DICH

- Deine Haut wirkt frisch und prall.
- Kleine Fältchen und Linien werden verringert.

So geht's!

Trage das Eiweiß jeden Morgen sanft auf deinem ganzen Gesicht auf, inklusive deines Augenbereiches. Die folgenden 15 Minuten hast du nun Zeit für dich. Nutze sie, um dich mit schönen Gedanken auf den Tag vorzubereiten. Was möchtest du heute Schönes erleben? Jeden Moment hast du nur einmal zur Verfügung, also nutze ihn. Praktiziere anschließend beim Abwaschen deines Gesichts die 100 goldenen Berührungen mit kaltem Wasser (s. S. 136).

Die 100 goldenen Berührungen des Wassers – erfahre Sanftheit

Es ist wichtig, das Gesicht morgens und abends zu reinigen. Jegliche Form von Reinigungsrückständen auf deiner Haut (z. B. Seife) gilt es dabei jedoch zu vermeiden. Die 100 goldenen Berührungen des Wassers helfen nicht nur, Reinigungsrückstände sanft zu entfernen, es verschönert auch das Hautbild und verleiht einen strahlenden Teint.

DAS GESCHENK FÜR DICH

- Die Poren werden gereinigt und verkleinert.
- Akne wird reduziert.
- Die Blutzirkulation wird verbessert.

So geht's!

Mache nach der normalen Reinigung deines Gesichts die 100 goldenen Berührungen mit lauwarmem Wasser, indem du das Wasser mit den Händen schöpfst und sacht in dein Gesicht spritzt. Berühre dabei sanft mit deinen Fingerspitzen deine Gesichtshaut. Verwende bei der Anwendung kein heißes Wasser, da es deine Haut austrocknet und so

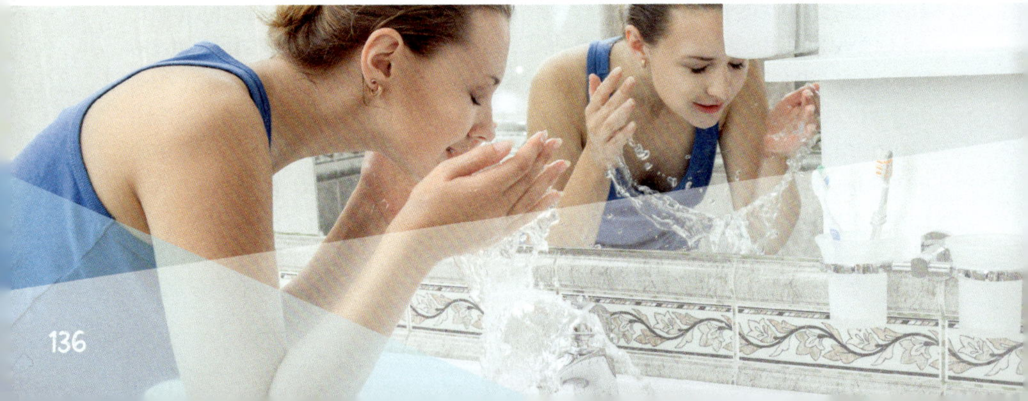

Falten verstärkt und kreiert. Vermeide Bewegungen nach unten, führe die Bewegungen immer nach oben hin aus, um ein Lift-up zu kreieren, und vermeide es, stark über deine Gesichtshaut zu rubbeln.
Möchtest du den Effekt verstärken, dann verwende 80-mal lauwarmes Wasser und zum Abschluss 20-mal kaltes Wasser. Das kalte Wasser hilft, deine Poren wieder zu schließen. Das größte Geschenk erhältst du, wenn du etwas Zeit investierst und deinem Gesicht eine besondere Behandlung zukommen lässt. Verwende dabei 20-mal im Wechsel lauwarmes und kaltes Wasser. Lauwarmes Wasser öffnet die Poren, und kaltes Wasser zieht sie zusammen, was deine Gesichtshaut positiv stimuliert. Tupfe dein Gesicht am Ende sanft mit einem Handtuch ab. Hier ist Liebhaben angesagt – jegliches Rubbeln verletzt deine Hautstruktur. Auf meiner Homepage www.yoga4face.com findest du ein Video zu den »100 goldenen Berührungen des Wassers«.

Heiße Rolle – Das Zaubertuch

Die heiße Rolle kann einen magischen Effekt für deine Haut erzielen. Sie ist einfach, ökonomisch und sehr effektiv. Du kannst sie nicht nur für dein Gesicht, sondern für den ganzen Körper verwenden.

DAS GESCHENK FÜR DICH

- Die Poren öffnen sich, und die Haut wird besser durchblutet. Feuchtigkeitscremes können leichter von der Haut aufgenommen werden.
- Kopfschmerzen werden gelindert.
- Das Wachstum der Kopfhaare wird stimuliert.
- Die Muskeln um die Augenpartie können sich entspannen.
- Hals-, Nacken- und Schulterpartie werden besser durchblutet und Verspannungen gelöst.

So geht's!

Falte ein Handtuch an der Längsseite, und rolle es zusammen. Stelle die Handtuch-Rolle im Waschbecken oder in der Badewanne auf, und gieße langsam heißes Wasser in die Mitte der Rolle, bis die Feuchtigkeit nach außen durchdringt.
Lasse die Rolle gegebenenfalls etwas abkühlen, und prüfe vor der Anwendung, ob sich die Temperatur angenehm anfühlt.
Tupfe die gewünschten Körperregionen sanft ab. Dabei kannst du das Handtuch nach und nach aufrollen, um die Temperatur zu halten.
Für noch mehr Entspannung gib zuvor ein paar Tropfen der ätherischen Öle deiner Wahl mit in das Wasser – so kannst du Körper, Geist und Seele ganz individuell unterstützen.

Joghurtmaske – einfach und effektiv

Die Joghurtmaske ist ein fester Bestandteil in meinem wöchentlichen Beauty-Programm. 3-mal die Woche angewandt, wirkt sie wahre Wunder.

DAS GESCHENK FÜR DICH

- Die Haut wird mit Feuchtigkeit versorgt.
- Das Gesicht wirkt verjüngt und ist entspannter.
- Die Haut wirkt ebenmäßiger.

So geht's!

Verwende für die Maske Naturjoghurt. Trage ihn auf dein Gesicht, auf deinen Hals und dein Dekolleté auf, lasse ihn 20 Minuten lang einwirken, und wasche dein Gesicht anschließend mit lauwarmem Wasser ab.

Feuchtigkeit und Regeneration

Gurke hat einen belebenden, wasserspendenden Effekt.

DAS GESCHENK FÜR DICH

- Die Haut ist frischer und strahlender.
- Du fühlst dich belebt.

So geht's!

Nimm ¼ einer geschälten Gurke, und gib sie zusammen mit 1 TL frisch gepresstem Zitronensaft und 200 ml destilliertem Wasser in einen Mixer. Trage die Maske anschließend auf dein Gesicht, deinen Hals und dein Dekolleté auf, lasse sie 10 Minuten einwirken, und wasche sie anschließend mit warmem Wasser ab.

Hydrolate – Erfrischung und Belebung für zwischendurch

Hydrolate sind sanfte Pflanzenwasser, deren Heilkraft jedoch oft unterschätzt wird. Sie entstehen als Nebenprodukt bei der Wasserdampfdestillation von ätherischen Ölen und enthalten die wasserlöslichen Inhaltsstoffe der jeweiligen Pflanze – im Gegensatz zu den ätherischen Ölen, die die fettlöslichen Inhaltsstoffe der Pflanze enthalten. Das Besondere an den Hydrolaten ist, dass sie besonders sanft wirken. So wird das Hydrolat einer Pflanze auch gern als die »sanfte Schwester« des ätherischen Öls bezeichnet. Pur angewandt als Gesichtswasser, sind Hydrolate ein absoluter Hautpflegetraum. Sie wirken nährend und pflegend und eignen sich hervorragend für Kompressen z. B. bei Insektenstichen, Fieber oder Verstauchungen. Sie bieten sich auch als Grundlage für Deos, Haarwasser und andere selbst gemachte Kosmetik an.

Bonus: Wasser

Warum Wasser so wichtig für unseren Körper ist

Wasser ist existenziell für unseren Körper. Es regelt die Herzkreislauffunktion und die Verdauung. Nur wenn ausreichend Wasser zur Verfügung steht, funktioniert unser Stoffwechsel. Es ist Lösungsmittel für Salze und Mineralstoffe und Transportmittel für Nährstoffe und Abbauprodukte. Wasser reguliert auch die Wärme im Körper. Durch Schwitzen, Atmen und Ausscheidungen verlieren wir täglich etwa 2 bis 3 l Wasser. Das müssen wir über die Nahrung, aber vor allem durch Trinken wieder auffüllen. Die Schleimhäute können sich nur gesund aufbauen, wenn wir morgens schon mit dem Wassertrinken beginnen. Schon auf kleine Durststrecken reagiert der Körper mit gravierenden Störungen.

Bei der Geburt besteht der menschliche Körper zu 95 % aus Wasser. Im Erwachsenenalter sinkt der Anteil jedoch auf »nur« noch knapp 70 %. Mit zunehmendem Alter wird es schwieriger, das Wasser im Körper zu speichern. Ich empfinde es so, dass unser inneres Wasser im wahrsten Sinne des Wortes trüb wird.
In den letzten Jahren habe ich viele ältere Menschen erblühen sehen, als ich mit ihnen Wasser-Trink-Kuren gemacht habe.

Wann bekommst du Durst?

Bei einem Flüssigkeitsverlust von etwa 0,5 % entsteht ein Durstgefühl, das mit weiter abnehmendem Wassergehalt des Körpers zunehmend stärker wird. Bei 2 % vermindert sich bereits die körperliche und geistige Leistungsfähigkeit, bei einer Abnahme um 5 % steigt die Körpertemperatur an. Ein Wasserverlust von 10 % des Körpergewichts kann zu Bluteindickung, Kreislaufversagen oder Verwirrtheit führen. Ein Defizit von mehr als 20 % führt zum Tod durch Nieren- und Kreislaufversagen. Ohne Nahrung kann ein Mensch je nach Fettreserven etwa vier Wochen überstehen, ohne Wasser jedoch nur wenige Tage.

Auf deine Wasserzufuhr zu achten, ist von größter Bedeutung für deine Gesunderhaltung und verlangsamt den Alterungsprozess!

Unterschiede in der Wasserqualität

Mit 28 Jahren litt ich unter Nierensteinen – eine sehr schmerzhafte Angelegenheit. Damals habe ich von einem Zahnarzt den Tipp bekommen, levitiertes Wasser zu trinken. Dieses ist lebendig, es ist wie in der Natur in Bewegung. Es zeichnet sich durch seine hexagonale Struktur aus. Das heißt, hier gibt es keine »Klumpen-Bildung« der Atome. Dieses Phänomen haben wir bei unserem Leitungswasser, da habe ich oft das Gefühl, dass ich es richtig runterschlucken muss. Bei levitiertem Wasser fühlt es sich eher an, als ob es in der Kehle zerrinnt.

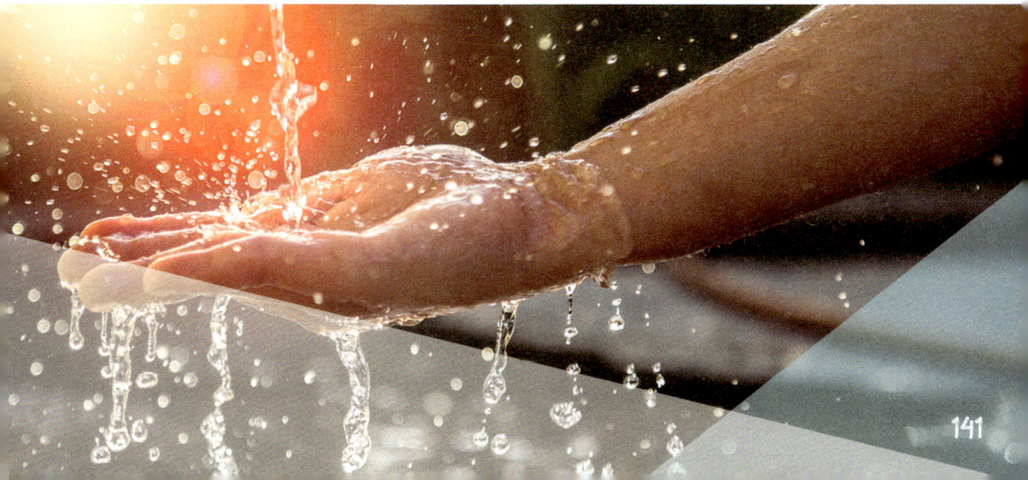

DAS GESCHENK VON LEVITIERTEM WASSER

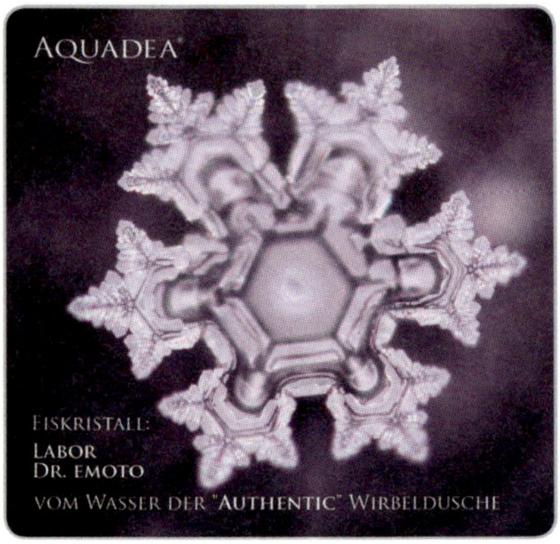
AQUADEA®
EISKRISTALL:
LABOR
DR. EMOTO
VOM WASSER DER "AUTHENTIC" WIRBELDUSCHE

- Levitiertes Wasser hat eine gesundheitsfördernde Wirkung auf unseren Körper:
- Durch das gewirbelte Wasser wird die Wasserstruktur zerkleinert, wodurch der Transport von Wasser in die Zellen erleichtert wird. Hierdurch wird der Stoffwechsel beschleunigt, und die Zellen können Abfallstoffe schneller ausscheiden.
- Die Regenerationsprozesse im Schlaf optimieren sich. Levitiertes Wasser verlangsamt den Alterungsprozess, und langfristig hilft es, die Bildung von defekten Zellen in unserem Körper zu verhindern.
- Meine Nierensteine habe ich damals quasi weggetrunken und mich von Tag zu Tag fitter und gesünder gefühlt. Wasser ist ein lebendiges Wesen. Und jetzt bitte ich dich, deinen Hausverstand einzusetzen: Wenn wir Wasser aus Plastikflaschen trinken, die immer noch Weichmacher und giftige Chemikalien enthalten, oder Leitungswasser zu uns nehmen, das ewig in kilometerlangen Leitungen gestanden hat, einem enormen Druck ausgesetzt ist und mit Chemikalien behandelt wurde – was glaubst du, welchen Nutzen dieses Wasser für deinen Körper bringt? Wie fühlt es sich dagegen wohl an, wenn du deinem Körper frisches, bewegtes Wasser zuführst?*

* Nähere Infos findest du unter www.wasserstelle.de und im Anhang (S. 152) einen Gutschein.

Anwendungstipps

Tägliche Wasserroutine

Trinke jeden Tag 1 bis 2 l Wasser, bevor du deinem Körper irgendetwas anderes zuführst. Wenn sich das für dich (noch) zu verrückt anhört, dann starte mit einem Glas, und steigere dich langsam. Wichtig ist jedoch, dass du das Wasser pur trinkst, egal, ob heiß oder kalt. Da unser Körper in der Nacht Regenerations- und Entgiftungsprozesse durchführt, benötigt er Wasser, um alle Schadstoffe auszuspülen. Du kannst auch ausprobieren, jede Stunde ein Glas Wasser zu trinken. 10 Gläser mit je 0,3 l ergeben 3 l. Die braucht dein Körper für den Austausch deines inneren Wassers – damit es nicht »trüb« wird.

DAS GESCHENK FÜR DICH

- Der Wasserspeicher wird wieder aufgefüllt.
- Die Verdauung wird angeregt.
- Die Schleimhäute können sich optimal aufbauen.
- Die Haut wird voller, was besonders an den Lippen sichtbar wird.
- Du wirst fitter und lebendiger.

Heißes Wasser – das beste und effektivste Getränk der Welt

Heißes Wasser zu trinken, hilft in allen Lebenslagen. Es ist der beste Support für unseren Körper und besser als jedes Medikament. Seit über 20 Jahren ist heißes Wasser mein Lieblingsgetränk. Ich hatte immer viele Probleme mit meiner Muskulatur, mein Tonus war viel zu hoch. Durch das Trinken von heißem Wasser ist meine Muskulatur viel elastischer geworden.

Laut den ayurvedischen Regeln ist es wichtig, das Wasser zunächst 5 bis 10 Minuten lang sprudelnd kochen zu lassen. Lasse es dann abkühlen, bis du es gut trinken kannst. Das Wasser ist nun – chemisch gesehen – dünnflüssiger und transportiert deine Schlackenstoffe im Körper leichter ab. Durch das Abkochen ist das Wasser mit mehr Energie angereichert. Diese wird beim Trinken an deinen Körper abgegeben.

DAS GESCHENK FÜR DICH

- Die Körpertemperatur erhöht sich minimal, die Arterien und Venen weiten sich. Dadurch werden die Muskeln und das Gewebe besser durchblutet, und Fettdepots können leichter aufgelöst werden.
- Der Stoffwechsel wird angeregt, und auch im Ruhezustand werden vermehrt Kalorien verbrannt.
- Warmes Wasser wirkt auch schmerzlindernd. Bei Bauchschmerzen und Unterleibskrämpfen legen sich viele Betroffene gern eine Wärmflasche auf den betroffenen Bereich. Dabei kann das krampflösende warme Wasser noch besser von innen wirken, indem man es trinkt.
- Auch zu Beginn einer Erkältung kann warmes Wasser wahre Wunder wirken. Es löst verstopften Schleim in den Nasennebenhöhlen und hilft, ihn aus dem Atemtrakt zu entfernen.
- Das »Dampfbad« im Gesicht beim Trinken von heißem Wasser ist gerade in der Heizperiode eine Wohltat für die Haut.

Bonus: Salz

Warum Salz so wichtig für unseren Körper ist

Salz war das Gold des Mittelalters. Man verwendete es vor allem zum Haltbarmachen der Speisen. Nach einer alten Sage zufolge verfolgten Jäger in den Wäldern von Lüneburg eine weiße Wildsau – und fanden die Quelle des Salzes: einen salzigen Tümpel, in dem sich die Sau gesuhlt hatte. So wurde die Salz-Stadt Lüneburg zur Hansestadt, und die Salzsau ist bis heute ihr Wahrzeichen. Hier wurde ich geboren. In meiner Kindheit war ich viel im Kurpark unterwegs und habe an den Salzstöcken geschnüffelt – eine Wohltat für die Atemwege.

Ohne Salz läuft in unserem Körper gar nichts. Nicht umsonst ist Kochsalzlösung bei vielen gesundheitlichen Problemen das erste Hilfsmittel. Salz steuert den Wasserhaushalt, reguliert den Blutdruck und ist wichtig für den Knochenaufbau, das Nervensystem und die Verdauung. Aber wie viel Salz braucht unser Körper wirklich? Der allgemeine Richtwert sind 3 g am Tag – weniger als 2 g ist ungesund, mehr als 6 g pro Tag ebenfalls. Wenn du viel schwitzt, kann sich dein Salzbedarf allerdings erhöhen.

Oft werden Solebäder oder auch Trinkkuren mit Salzwasser verordnet. Bäder helfen bei Hauterkrankungen wie Schuppen oder Flechten und auch bei manchen rheumatischen Erkrankungen. Bei entzündeten Mandeln ist das Gurgeln mit Salzwasser ein klasse Rezept.

MEIN TIPP: Baue einen Teelöffel Steinsalz in deine tägliche Schönheitsroutine ein. Dies verlangsamt den Alterungsprozess.

Anwendungstipps

In Salz baden

Das für mich wichtigste Ritual für schöne Haut! Meine Empfehlung ist, mindestens 1- bis 2-mal die Woche in Salz zu baden. Wenn ich viel unter Menschen bin, bade ich oft sogar täglich. Das Salzbad ist ein Alleskönner – es reinigt auf körperlicher, geistiger und seelischer Ebene.

DAS GESCHENK FÜR DICH

- Die Muskulatur entspannt sich.
- Der Körper kann leichter Giftstoffe ausscheiden.
- Alte Hautverkrustungen lösen sich, und die Haut wird weicher und schöner.
- Die Haut wird besser durchblutet – für einen strahlenden Teint.
- Körper, Geist und Seele können sich entspannen.

Basis-Badesalz

120 g Meer- oder Himalaya-Salz
10 Tropfen eines ätherischen Öls deiner Wahl

Deluxe-Badesalz

20 g Meer- oder Himalaya-Salz
20 g Natron
20 g Bittersalz
20 g eines Trägeröls deiner Wahl
10 Tropfen eines ätherischen Öls deiner Wahl

Salzpeeling für den Körper

Dieses Peeling ist nicht für das Gesicht geeignet.

DAS GESCHENK FÜR DICH

- wirkt entzündungshemmend und desinfizierend
- reduziert chronische Hauterkrankungen wie Schuppenflechte und Ekzeme
- Die grobkörnigen Kristalle öffnen verstopfte Hautporen und befreien sie von Talkablagerungen.
- Die Haut wird frischer, vitaler, strahlender und fühlt sich jugendlich zart an.
- Im Bereich der Knie, Ellenbogen und Füße wirkt das Peeling hornhautreduzierend. Gleichzeitig kommt es zu einer gesteigerten Mikrozirkulation der Haut und infolgedessen zur Bildung neuer Hautzellen.

½ Tasse	Totes Meersalz oder Himalaya-Salz
½ Tasse	eines Trägeröls deiner Wahl (Empfehlung: Mandelöl)
10 💧	eines ätherischen Öls deiner Wahl (Empfehlung: 4 💧 äth. Zypressenöl, 3 💧 äth. Zitronengrasöl, 3 💧 äth. Wacholderöl)

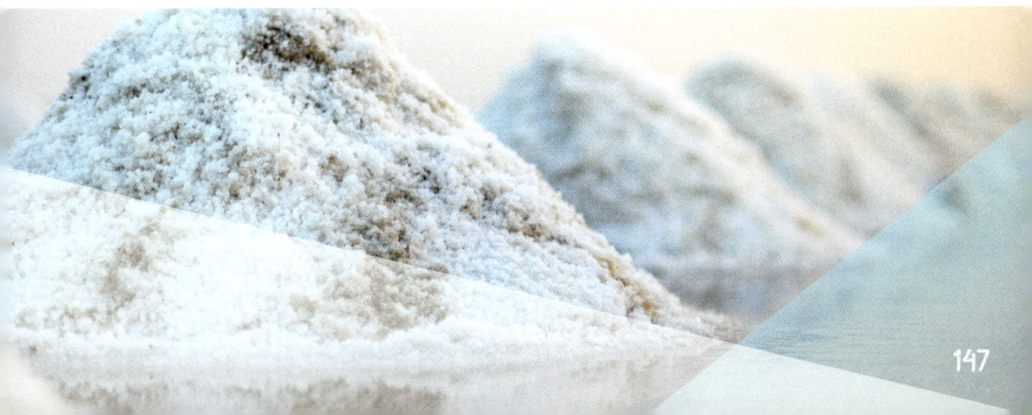

Schlusswort

Lieber Leser, liebe Leserin,
du hältst jetzt einen wertvollen Blumenstrauß in den Händen. Die Knospen sind noch geschlossen. Jetzt liegt es an dir, aktiv zu werden, denn nur dann werden sich die Blüten öffnen. Dann geschieht Magie in deinem Gesicht, egal, wie du jetzt aussiehst. Ich wünsche dir von Herzen, dass du in diesem Buch findest, wonach du gesucht hast. Und dass du dein schönstes Lächeln in die Welt trägst.

Wenn du mehr über *Yoga 4 Face,* meine Seminare, ätherische Öle oder chemiefreies Make-Up erfahren möchtest, findest du weiterführende Informationen unter:
www.yoga4face.com
www.oils4smile.com
www.renee-isermann.com
www.atelierinneremitte.at

Alles Liebe
Deine Renée

BILDNACHWEIS

Bilder der Bilddatenbank www.shutterstock.com
Schmuckbilder Layout: Icon »Übung«: # 593049209 (© Vadym Nechyporenko), Icon »Gesicht«: # 87565099 (© Jana Guothova), Icon »Geschenk«: # 722905969 (© yut548), Icon »Hand und Tropfen«: # 431625373 (© Webicon), *weitere Bilder:* S. 19: # 261424652 (© mirtmirt), S. 25: # 448835674 (© Jacob Lund), S. 27: # 553082026 (© ATeam), S. 28/29: # 753916168 (© Denis Belitsky), S. 76: # 713754241 (© ONYXprj), # 768129844 (© Maxim Cherednichenko), # 701203468 (© solar22), S. 111: # 574390582 (© Antonina Vlasova), S. 113: # 1034725591 (© lola1960), S. 115: # 691166584 (© Amarita), S. 117: # 554601856 (© Billion Photos), # 606909296 (© NANCY AYUMI KUNIHIRO), S. 118: # 1149618896 (© Chamille White), # 545155477 (© JurateBuiviene), S. 119: # 653831347 (© nadisja), # 348278105 (© kostrez), S. 120: # 702407221 (© JurateBuiviene), # 202684990 (© Antonova Ganna), S. 121: # 208208227 (© AS Food studio), # 208208248 (© AS Food studio), S. 122: # 1022843422 (© almaje), # 1141300163 (© VIRTEXIE), S. 123: # 729721690 (© mama_mia), # 394868884 (© Anna Ok), S. 124: # 449885371 (© wasanajai), # 98431997 (© Subbotina Anna), S. 125: # 68072887 (© CGissemann), # 723256585 (© AmyLv), S. 126: # 1032959002 (© AmyLv), # 1079680961 (© mirzamlk), S. 127: # 552121486 (© Dani Vincek), # 711588511 (© Madeleine Steinbach), S. 128: # 491138878 (© wasanajai), # 537643090 (© elizaveta66), S. 129: # 217659904 (© Africa Studio), # 721334029 (© SiNeeKan), S. 130: # 451732012 (© kazmulka), # 682212448 (© Madeleine Steinbach), S. 134: # 333898067 (© Chamille White), S. 136: # 204648787 (© Avesun), S. 141: # 422876623 (© greenaperture), S. 147: # 737515162 (© Theeraphong), S. 81: # 518932102 (© tomertu), S. 81: # 518932102 (© tomertu)
Foto von © Masayo Benoist: Fumiko Takatsu: S. 6, **Fotos von © Jacqueline Korber (www.wirliebe.at):** Coverbild und Fotos auf S. 13, 30, **Foto von © Crina Szabo (www.crinaszabo.wordpress.com; Unique Pictures):** S. 34, **Foto von © Akademie für Wasserqualität e. V.:** S. 142, **Foto von © Reza Sarkari (www.fotografwien.at):** Renée Isermann: S. 151, **Foto von © Ludwig Aumayr:** Reza Sarkari: S. 151, **alle weiteren Übungsfotos von Renée Isermann stammen von © Reza Sarkari.**

Danksagung

Dieses Buch widme ich im Besonderen meinen zwei Großmüttern Hermine Isermann und Irene Saric. Zwei Frauen, die unterschiedlicher nicht hätten sein können und von denen ich so viel lernen durfte. Vieles von ihren Vermächtnissen ist mir erst in den letzten Jahren klar geworden und berührt mich immer wieder zutiefst.

Bedanken möchte ich mich an dieser Stelle von Herzen bei den Menschen, die mich die letzten 20 Jahre in meiner persönlichen Entwicklung immer unterstützt, ermutigt und gefördert haben. Im Besonderen bei meiner lieben Freundin Antje Lode, die mit mir die letzten 20 Jahre durch alle Höhen und Tiefen gegangen ist. Bei Doris Putsche, die in meiner herausforderndsten Zeit an meiner Seite war. Bei Mahina Strömer, die mich seit über 20 Jahren begleitet, mich immer wieder ins Spüren bringt und mir gezeigt hat, wie es sich anfühlt, gehalten zu sein.

Mein Dank geht an Dr. Diethard Stelzl und seine Frau Gerlinde, die mir Mut und Zuversicht zum Neubeginn gegeben haben und von denen ich so viel lernen durfte. An Helmut Matzner, Dr. Olivier Wenker und Thomas Teschl, die mir ein tieferes Verständnis für die Kraft der ätherischen Öle und ihre Wirkung auf Zellebene ermöglicht haben. An Fumiko Takatsu, meiner Face-Yoga-Lehrerin, die mir einen wichtigen Aspekt in unserer Selbstverwirklichung sichtbar gemacht hat und mich zutiefst mit ihrem »Sein« berührt. Bei Reza Sarkari, Veronika Pauser, Angelika Teket, Tanja Zekaj und Elisabeth Mariel-Seeböck, die mir mit vollem Herzen geholfen haben, dieses Buch zu vollenden, und die für mich da waren.

Von Herzen danke!
Eure Renée

Nachwort von Dr. Diethard Stelzl

In der heutigen hektischen Zeit ist Yoga eine der bekanntesten und effektivsten Möglichkeiten der Selbstverwirklichung und eine Orientierung auf der Suche nach dem eigenen göttlichen ICH-Bewusstsein.

Die Face-Yoga-Methode nach Fumiko Takatsu ergänzt diese geistige Ausrichtung mit einer energieaufbauenden Atmung und einer Lockerung der Muskulatur, besonders im Gesichtsbereich. Das Ergebnis ist eine beeindruckende lebensfrohe Ausstrahlung und eine ansteckende positive Lebenseinstellung in der Erkenntnis der persönlichen Einzigartigkeit und Einmaligkeit. Verbindet man diese wertvolle Körperarbeit noch mit den positiven Aspekten des HUNA-Gedankengutes aus dem Pazifik, das ausschließlich auf Liebe aufgebaut ist, dann ist man in der Lage, im ALOHA-Spirit die Eigenliebe zu leben und sein eigenes Schicksal bewusst in diesem Sinne zu lenken. Menschen, die diese heitere Lebensausrichtung an andere weitergeben, erfüllen damit eine wichtige Aufgabe für andere und für sich in der Gesellschaft.

Renée Isermann durfte ich viele Jahre als Lehrer und väterlicher Freud begleiten. Trotz mancher Schwierigkeiten im Alltag hat sie sich immer ihre positive Grundeinstellung zum Leben bewahrt und jede Schwierigkeit als Möglichkeit gesehen, etwas wertvolles Neues zu lernen. Sie sucht Ganzheit von Körper, Geist und Seele und spiegelt ihr Wissen darüber nach außen – vor allem in einem strahlenden, freudvollen Gesicht. Damit wird sie zu einer überzeugenden, kompetenten Lehrerin, die das lebt, was sie lehrt:

»DAS LEBEN IST SCHÖN – KAMAHA O'KE OLA!«

Dr. Diethard Stelzl
HUNA-Lehrer

Über die Autorin

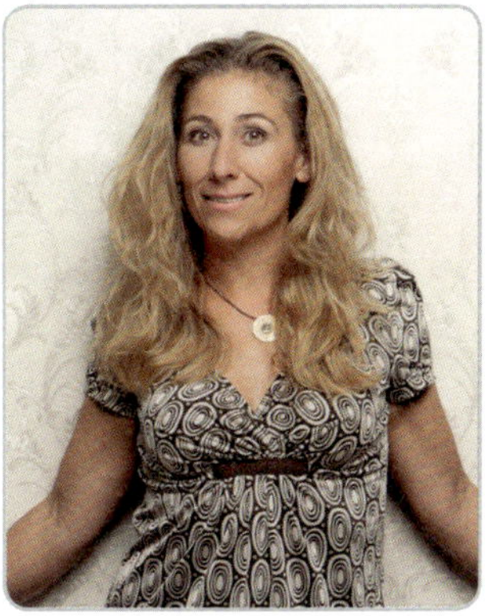

Renée Isermann beschäftigt sich seit über 20 Jahren mit dem Zusammenhang von Körper, Geist und Seele. Als ehemalige Leistungssportlerin war sie schon immer an Höchstleistung ohne Nebenwirkung interessiert. Sie ist Yoga-Lehrerin, Diplom-Pilates-Trainerin, mediale Lebensberaterin, Meditationsleiterin, Reiki-Meisterin und -Lehrerin und beherrscht das Prana Healing. Darüber hinaus nutzt sie in ihrer therapeutischen Arbeit das Ho'oponopono aus der Hawaiianischen Huna-Lehre. Ihre größte Begabung und Leidenschaft liegen in der Anwendung ätherischer Öle. Mit Herzblut gibt sie ihr Wissen in Vorträgen und Seminaren weiter. Sie absolvierte die Akademieausbildung von Helmuth Matzner, die im neuen Berufsfeld Salutogenese seit diesem Jahr auch an der Sigmund Freud Privatuniversität in Wien geschult wird. Diese umfasst die Grundlagen der Epigenetik und die Psychologie nach Alice Miller. Im Europäischen Raum ist Renée Isermann eine der ersten von der Begründerin Fumiko Takatsu zertifizierten Face-Yoga-Methode-Trainerinnen.
www.yoga4face.com

Über den Fotograf

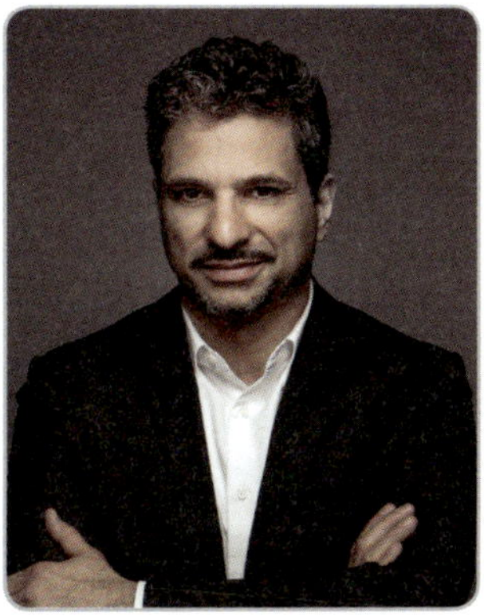

Reza Sarkari wurde in Teheran geboren und kam mit 16 Jahren nach Wien. Er studierte Jazzklavier und ist bis heute als Berufsmusiker tätig. Die Fotografie war schon immer sein größtes Hobby. Jede Fotosession ist für Reza Sakari eine Reise, und wie bei jeder Reise stellt sich zu Beginn die Frage, wohin es gehen soll – die Kamera ist sein Fortbewegungsmittel in neue visuelle Welten. Seit 2012 arbeitet er als Fotograf in Wien.
www.fotografwien.at

In hormoneller Balance zu natürlicher Schönheit

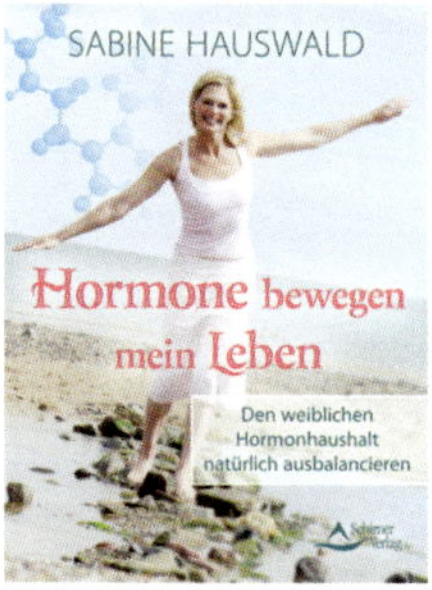

Sabine Hauswald
Hormone bewegen mein Leben
Den weiblichen Hormonhaushalt natürlich ausbalancieren
256 Seiten
ISBN 978-3-8434-1303-9

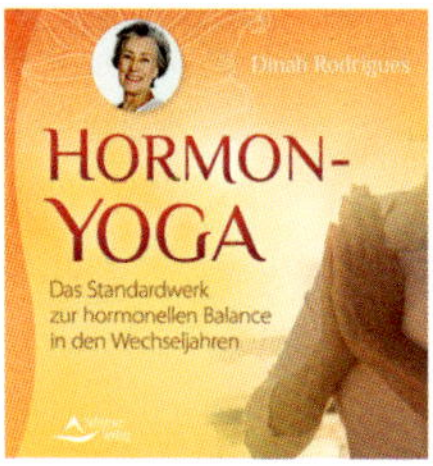

Dinah Rodriques
Hormon-Yoga
Das Standardwerk zur hormonellen Balance in den Wechseljahren
272 Seiten
ISBN 978-3-8434-0220-0

Schirner Verlag

Was ich dir noch ans Herz legen möchte

Die Qualität unseres Wassers wirkt sich auf unseren gesamten Organismus aus. Daher möchte ich dir die **Wasserstelle GmbH** mit ihren Techniken der Wasseraufbereitung wärmstens empfehlen.

Alles Liebe
Deine Rénee

Bei Angabe des **Gutschein-Codes yoga4face** bekommst du **25€ geschenkt** ab einem Warenwert von 81€. Der Gutschein gilt online (www.wasserstelle.de), bei telefonischer Bestellung oder bei Aquadea® vor Ort.